# Covid et savoir officiel

## Les rapports entre science et politique

D/2022/4910/10 ISBN : 978-2-8061-0653-7



10 rue du Poirier
B-1348 Louvain-la-Neuve



**www.editions-academia.be**

François-Xavier Heynen

# Covid et savoir officiel

## Les rapports entre science et politique

ACADEMIA

# Introduction générale

Le coronavirus s'approche du rien, un concept très chargé pour les philosophes. Rapidement, il a également présenté les caractéristiques du tout : aussi bien en termes géographiques que politiques. Il était invisible et n'était nulle part et pourtant il se trouvait partout sur la terre, dans les médias et dans les organes politiques.

Nous avons pensé un instant que ce surgissement de l'inconnu au cœur de notre réalité pourrait déboucher sur une agora mondiale, dans laquelle toutes les bonnes idées pourraient s'assembler pour construire la réponse de l'humanité à ce minuscule envahisseur. Telle était la possibilité de l'ignorance originelle.

De plus, chacun pouvait potentiellement être infecté par ce virus ou voir un être proche tomber malade. L'ignorance générale et l'intérêt vital auraient pu offrir une nouvelle forme d'égalité entre les Terriens.

Qu'est devenue cette agora potentielle ? Rien, ou si peu. Nous avons assisté à un déferlement d'avis en tous genres, de la part de scientifiques aux compétences proches de la problématique, d'intellectuels plus ou moins bien inspirés et de citoyens ordinaires. La presse traditionnelle a relayé les propos des premiers et les réseaux sociaux ont pris en charge le tout, créant un double média très particulier qu'il nous faudra examiner.

Sur les plateaux de télévision, dès février 2020, malgré l'ignorance générale, des discours ont été tenus par des spécialistes. La presse a convoqué des virologues, des médecins, des épidémiologistes, des économistes... qui se sont exprimés, parfois avec autorité, sur une matière nouvelle et encore largement inconnue. Que les scientifiques tentent de capturer l'inconnu dans leurs filets habituels constitue une démarche louable. Il serait malvenu d'imaginer un médecin affirmant : personne ne connaît votre maladie, donc je ne vous soigne pas. Il est légitime aussi, et c'est ce que la société attend de lui, que le scientifique se mobilise s'il estime que le nouvel inconnu a atterri dans son champ de compétence.

Inévitablement, des expertises totalement contradictoires ont surgi. Ces oppositions, constitutives de la construction de la science, sont d'habitude confinées dans les enceintes académiques. En éclatant au grand jour, dans un contexte aussi chaotique, elles ont généré une anxiété qui est venue s'ajouter à la peur de la maladie elle-même.

Nous avions rêvé d'une agora, nous avons eu droit à son opposé : une société atomisée et confinée, vivant sous la crainte des chiffres de certains experts et des mesures des gouvernements souvent libérés de leur contrôle parlementaire.

Nous allons étudier comment science et politique ont construit ensemble un savoir très particulier, nous le nommerons « savoir officiel », que le citoyen sera tenu de mettre en œuvre. Nous optons pour considérer que le savoir officiel est la meilleure description du réel disponible pour le grand public. C'est-à-dire que nous ne nous livrerons pas à une remise en cause des experts ou des gouvernements. Cela ne signifie pas que nous y adhérons ni que nous abandonnons la recherche de la vérité. Mais ce savoir spécifique n'entre pas dans le champ de la philosophie, qui n'est donc pas outillée pour y œuvrer efficacement.

Notre objectif n'est pas de remettre en cause le savoir officiel, et donc nous n'entrerons pas dans sa dimension éthique, mais bien d'en expliquer les origines lointaines, d'en montrer les forces et les faiblesses. Il nous semble que les mesures prises et les réactions sociales qu'elles ont engendrées ont été affaiblies par une confusion épistémique. En effet, les présupposés méthodologiques et plus globalement les théories scientifiques ont quitté les laboratoires pour rejoindre le monde réel. Nous tenterons d'éclairer cette collision subite.

Le deuxième volet sera consacré à la communication vers le grand public de ce savoir officiel. Nous allons montrer les différents volets de la stratégie de communication mise en place, en partant d'un angle d'attaque qui nous semble essentiel et pourtant inusité. En effet, nous proposons ici une analogie entre les déclarations gouvernementales sur le virus à la population et l'annonce d'une maladie grave au pronostic incertain par un médecin à un patient. Nous verrons pourquoi cette analogie peut se justifier, notamment à cause de l'angoisse créée dans un cas comme dans l'autre, mais aussi de la nécessité d'adopter certains comportements chez le patient/citoyen. Devant cette situation, des conditions doivent être remplies pour que le patient puisse accepter son traitement et le suivre. Parmi ces conditions figurent la nécessité d'un diagnostic clair et compréhensible, un soin particulier à la communication de l'information (lors du colloque singulier) et une capacité personnelle du patient d'inclure ce nouveau savoir dans ses propres croyances. Si ces conditions ne sont pas remplies, l'anxiété augmente chez le patient et le traitement est mis en péril. De plus, l'annonce en elle-même peut constituer un choc émotionnel qui se traduira, selon la courbe du deuil, par du déni, de la colère, de la tristesse, de la négociation et enfin l'acceptation.

À l'aide de cette analogie, nous montrerons que ce qui est vrai à l'échelon interpersonnel peut être élargi à la société entière. L'arrivée de la Covid relève de l'annonce d'une maladie grave et potentiellement mortelle, pour soi ou pour ses proches. Sous le nom de « savoir officiel », nous comparerons les consignes gouvernementales, construites sur les avis d'experts, au diagnostic émis par le médecin. Le colloque singulier deviendra le moment de l'échange de ce « savoir officiel », via la presse et les réseaux sociaux ; ce sera le « canal bimédiatique » ou, plus simplement « bicanal ». Le patient deviendra le citoyen, porteur de ses habitudes, les « croyances ancrées », auquel on demande de s'approprier les mesures pour que le « savoir officiel » se transforme en une mobilisation personnelle et transformatrice, que nous nommerons l'« élan transformateur ».

En frôlant parfois les hypothèses complotistes mais en nous en écartant toujours, nous verrons pourquoi ce schéma éclaire sous un nouvel angle les conflits d'experts, les réticences de la population et l'anxiété générale. Un nouvel angle qui nous permettra de formuler les futurs possibles des sciences impliquées dans la crise et des stratégies de communication.

Enfin, nous tenterons de montrer comment il est possible de transposer le « colloque singulier » à l'échelle d'une population en instaurant un « environnement conceptuel » élargi et en le diffusant par un nouvel « environnement culturel » ou « contexte ». Cette double approche peut s'appliquer à cette crise, à la suivante, et plus largement à toutes les crises qui imposent des changements, parmi lesquelles les crises climatiques.

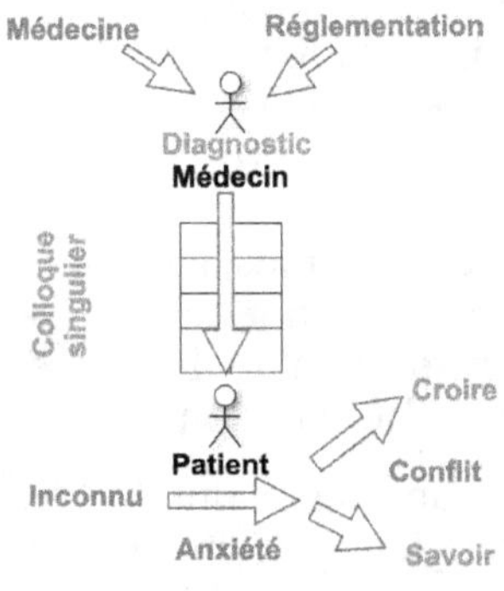


Le colloque singulier

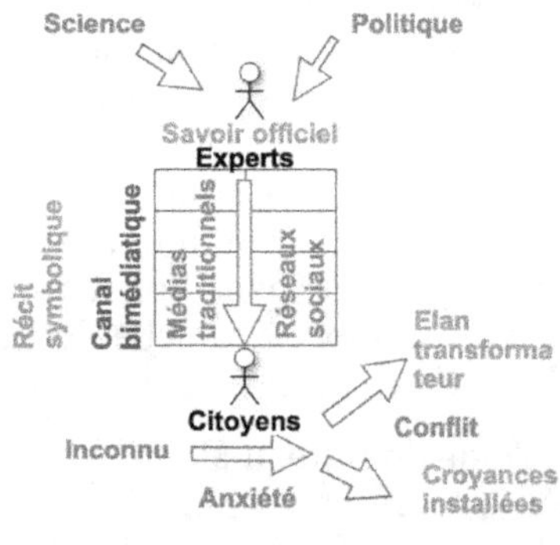


L'annonce des mesures

# Chapitre 1
# L'élan transformateur

Comment expliquer les nombreuses réactions, parfois très hostiles à la science officielle, publiées dans les médias ? Ces charges parfois construites sur un relativisme exubérant finissent-elles par décrédibiliser les sciences comme peut le craindre le philosophe des sciences Étienne Klein ? Signent-elles un fossé croissant entre la population et le monde scientifique ? Fossé qui pourrait s'avérer dangereux pour l'adoption de vaccins ou pour l'acceptation d'autres technologies ?

Plutôt que d'affirmer que les opposants à la science officielle sont des ignorants ou des antisociaux, nous souhaitons proposer un système explicatif qui s'ancre dans la dimension traumatique de la pandémie. Une situation assimilable à un deuil suscite des réactions spontanées parmi lesquelles le déni et la colère. Déni et colère peuvent produire des textes virulents et des réactions irrationnelles. Nous allons compléter cette analogie entre « confinement » et « deuil » en évoquant un médecin qui annonce une maladie grave à pronostic incertain à un patient : cette annonce permet au patient de passer de « se sentir malade » à « avoir une maladie », ce qui peut rassurer dans certaines conditions. Cependant, l'annonce de pronostics létaux génère régulièrement chez le patient ou chez ses proches une séparation entre le « savoir » présenté par le médecin et le « croire » nécessaire au patient pour se convaincre des informations. Si l'acquisition du « savoir » peut être rapide par le patient, par contre le « croire », le processus d'appropriation, est naturellement long. Une tension peu souhaitable pour l'efficacité des soins peut s'installer entre « croire » et « savoir ». Les soignants doivent assurer un diagnostic fiable et crédible pour instaurer une confiance qui favorisera, en le transposant dans le contexte cognitif du patient, le « croire ». Nous établirons la distinction entre ce « croire » salutaire, que nous nommerons « élan transformateur » et la « croyance installée ».

Nous considérerons que le citoyen a été transformé malgré lui, et sans doute à son insu, en patient par la crise sanitaire. Nous attribuerons alors le rôle de soignant au Gouvernement et aux experts officiels. Bien que classiques et nécessaires à la science, les disputes entre experts, renforcées en Belgique par la querelle entre l'Académie des sciences et le Conseil supérieur de la santé, déforcent le crédit du « savoir » et, au contraire, renforcent le traumatisme et éloignent l'avènement du « croire ».

Notre approche considère que le citoyen est propulsé au rang d'un patient qui s'ignore. De même, les experts ne comprennent pas qu'ils portent aussi la blouse de soignant. Nous montrerons enfin que le concept de « croire » induit en erreur, car il est perçu comme une « croyance » et nous lui substituons la notion d'« élan transformateur ». Il faut ici entendre le terme extase comme le sentiment qui projette la personne hors d'elle-même, hors de ses sens.

Les critiques techniques (valeur de tel ou tel indice, forme de telle courbe...) contre les avis des experts n'entrent pas dans notre champ de compétence. Il nous semble au contraire important que les scientifiques, qui sont outillés pour y répondre, éventuellement aidés par des épistémologues, règlent entre eux leurs conflits. Par contre, les commentaires généraux adressés aux sciences seront examinés, car ils relèvent des rapports entre sciences et société.

## 1. Les critiques antisciences, signes d'un traumatisme plus que d'une ignorance

À partir de début mars, des textes analysant la Covid ont fleuri sur le Net et dans la presse traditionnelle. Alors que le sujet était inconnu, les commentaires ont été innombrables. L'anthropologue Pierre-Joseph Laurent mentionne ce fait dans sa chronologie de la crise sanitaire : « 17 mars. [...] Dans les pays soudainement confinés, le sentiment de surprise domine, la quête de minimisation est forte sur les réseaux sociaux. De nombreuses chroniques sont signées par des auteurs qui voient dans la crise sanitaire la confirmation de leur analyse[1]. »

Certes, il s'agit peut-être pour tous ces auteurs de profiter d'une tribune pour promouvoir leurs convictions ou bien encore sont-ils aspirés par l'effet Dunning-Kruger[2] par lequel les moins qualifiés surestiment leur compétence. Toutefois, il est également possible d'entrevoir une explication inspirée par une approche psychologique axée sur le traumatisme plutôt que sur les mauvaises intentions ou la stupidité des personnes. En effet le virus, la maladie et surtout le confinement ont généré des situations parfois radicalement nouvelles, au point d'imposer des changements de vie, donc une déstabilisation de l'individu. Ce dernier, pour tenter de se rééquilibrer, va se raccrocher à ce qu'il connaît, notamment à ses croyances, par exemple en rédigeant des chroniques et cartes blanches. Le volet psychologique que nous ouvrons impacte les rapports entre sciences et société, c'est la raison pour laquelle nous effectuons ce détour.

---

1 Hermesse, J., Laugrand, F., Laurent, P.-J., Mazzocchetti, J., Servais, O., Vuillemenot, A.-M., *Masquer le monde : pensées d'anthropologues sur la pandémie*, Louvain-la-Neuve, Academia, 2020, p. 15.

2 L'effet Dunning-Kruger, du nom de ses créateurs en 1999, est un biais cognitif. Il défend que les personnes les moins qualifiées ne disposent pas de la capacité de reconnaître leur incompétence. Ils surestiment donc leur compétence. Alors que les personnes les plus qualifiées ont tendance à sous-estimer leur niveau de compétence.

## 1.1. *Courbe du deuil*

Devant le surgissement d'une anomalie qui risque de transformer sa vie, chacun tente de s'adapter pour conserver ou retrouver un équilibre. C'est particulièrement le cas si cette anomalie est annonciatrice d'une mort inéluctable. La psychiatre suisse Elisabeth Kübler-Ross a étudié les émotions ressenties par les malades en phase terminale. Elle relève de la sorte cinq étapes dans la « courbe du deuil » : déni, colère, marchandage, dépression et acceptation. Cette analyse pouvait-elle s'appliquer à l'annonce de la pandémie ? Pour le coauteur de cette courbe du deuil, David Kessler, cela semble être le cas :

> « La perte de la normalité, la peur du décompte économique, la perte de connexions. Cela nous frappe de plein fouet et nous sommes en deuil. Collectivement. Nous n'avons pas l'habitude de ce genre de deuil collectif. Oui, nous ressentons un deuil anticipatif. Ce deuil anticipatif est ce sentiment que nous ressentons lorsque l'avenir s'annonce incertain. D'habitude, le deuil est centré sur la mort. Nous le ressentons lorsque nous recevons un diagnostic défavorable ou lorsque nous projetons le décès d'un proche. Le deuil anticipatif couvre aussi plus largement des futurs imaginaires : l'impression qu'une tempête arrive. Le sentiment que quelque chose de négatif va se passer. Un virus rend ce sentiment de deuil particulièrement perturbant pour nous. Notre esprit primitif sait que quelque chose de mauvais est en train de nous arriver mais ne peut pas le voir[3]. »

Il n'est donc pas étonnant de voir apparaître les cinq étapes de la courbe du deuil. On se souvient encore des premières images venues de Chine et même d'Italie qui inspiraient le déni : « Le virus n'arrivera pas chez nous. » Puis vint la colère de ceux qui refusent les mesures ou qui conspuent les autorités et les experts.

Il nous semble qu'une série de textes publiés pourraient trouver leur source profonde d'inspiration dans l'une de ces étapes. « Le deuil anticipatif malsain est réellement anxio-

---

3 Berinato, S., « That Discomfort you're feeling is grief », *Harvard Business Review*, 23 mars 2020, traduit par et publié sur le site missphilomene.

gène et c'est ce dont on parle pour le moment… c'est le principe de l'esprit qui se rend dans le futur et qui imagine le pire[4]. »

## *1.2. Être malade et avoir une maladie : l'anxiété*

Nous aimerions à présent établir une comparaison avec une personne qui se sent malade. Elle se rend chez son médecin pour obtenir un diagnostic, c'est-à-dire pour connaître « sa » maladie. L'annonce de cette maladie peut prendre une tournure traumatisante. C'est ce qu'expriment les psychologues cliniciens Cascales et Baruteau :

> « Si nous entendons le concept de traumatisme comme l'effraction psychique d'une quantité trop importante d'excitation débordant les défenses psychiques d'un sujet qui n'y était pas préparé, alors l'annonce d'une maladie peut être considérée comme traumatique. Autant le diagnostic peut soulager, voire réconforter, le patient face à l'énigme de son état de santé, autant son énoncé, par son caractère souvent inattendu, peut rompre l'équilibre psychique du patient et induire un vacillement identitaire chez celui-ci[5]. »

Les images venues de Chine puis d'Italie, l'inconnue qui pesait sur la maladie et sur sa dangerosité, le fait que chacun pouvait potentiellement être touché, directement ou indirectement… tout cela n'a-t-il pas constitué une « effraction psychique » par une annonce sans réel diagnostic pour soulager ? Car rapidement, les experts ont montré publiquement leurs divergences, rendant le diagnostic et le pronostic peu crédibles.

Or, poursuivent les auteurs :

> « Dans le cas où le diagnostic de la maladie est posé par une personne extérieure étant reconnue pour avoir l'expertise sur celle-ci, la tendance ordinaire du patient est d'être rassuré sur son état de santé malgré les conséquences médicales de la prise en charge et la réalité pronostique. À l'inverse, si le patient pose lui-

---

4 *Ibidem.*

5 Cascales, T., Baruteau, J., « Deuil de la maladie, une identité qui vacille », *Cliniques*, n° 4, 2012/2, pp. 30-47, doi:10.3917/clini.004.0030.

même son diagnostic, l'anxiété peut envahir le sujet dans l'attente de sa validation ou de son infirmation par le médecin. Ainsi, nous pensons qu'"avoir une maladie" est un état moins anxiogène pour le patient que "d'être malade", requérant la reconnaissance de la maladie par une personne extérieure reconnue pour sa compétence ou son savoir[6]. »

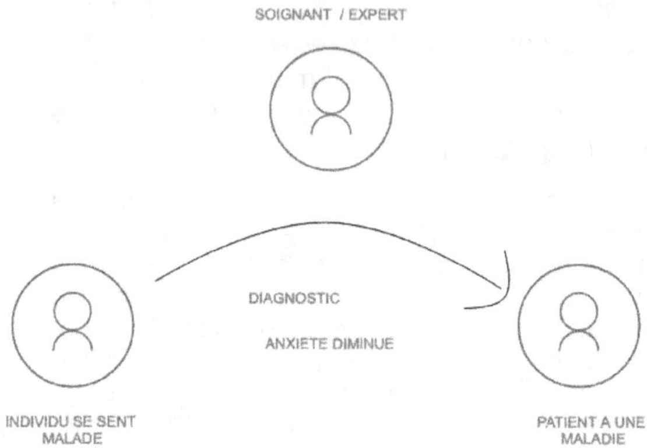


La situation sanitaire et le déferlement d'avis contradictoires ont probablement poussé certains d'entre nous à imaginer leur propre diagnostic, en restant donc au stade de l'anxiété de l'attente de la validation par un médecin. Et, dans le cas de la pandémie, où pouvait bien être cette personne extérieure reconnue pour sa compétence ou son savoir ?

Suivons une dernière fois ces psychologues :

« Poser un diagnostic est donc une responsabilité importante. Il existe un "besoin de diagnostic" chez les patients dont l'évolution de la maladie peut être singulièrement influencée par l'attribution de cette "étiquette" diagnostique. Nous faisons l'hypothèse que cette étiquette représente un registre identitaire supplémentaire qui se schématise par le passage "d'être malade" à "avoir une maladie". Par ce mouvement, c'est le confort psychique, affectif et émotionnel du patient qui devient l'enjeu même de cette attribution[7]. »

---

6 *Ibidem*, p. 10.
7 *Ibidem*.

Dans notre analogie, les annonces, singulièrement les communications officielles et les interventions des experts, devraient tenir compte du besoin de diagnostic et y répondre. Le Gouvernement a-t-il mesuré la hauteur de cette « responsabilité importante » ?

Nous pensons que cette anxiété et l'absence de diagnostic fiable ont participé activement à l'explosion des commentaires à teneur thérapeutique, par refuge dans les habitudes de leurs auteurs. Il nous semble important d'en tenir compte pour éviter d'augmenter les traumatismes, notamment en disqualifiant les auteurs, par exemple en les rangeant dans la catégorie des complotistes.

### *1.3. La tension entre savoir (imposé) et croire (extatique)*

De plus, lorsque les proches d'une personne gravement malade sont avisés du diagnostic, par exemple les parents d'un enfant atteint d'une maladie incurable, une réaction est classiquement observée : il existe un fossé entre « savoir » les données énoncées et y « croire ». Comme le définit le neuropédiatre Alain de Broca : « Savoir est un processus cognitif permettant d'accéder à une information, de la classer, d'en faire une analyse afin de pouvoir s'en servir en vue d'agir. Croire est un autre processus, bien plus complexe qui permet à chacun d'adhérer en confiance à une perspective et lui attribue du sens[8]. »

Se référant à Bergson, et plus spécialement à *L'Évolution créatrice*, le professeur de Broca établit un rapprochement entre le « croire » et l'« intuition » bergsonienne. L'intuition chez Bergson désigne un mouvement pour s'identifier à la réalité.

> « Plutôt que de connaissance au sens traditionnel du terme, il faut parler à son propos de “contact”, de “coïncidence” ou de “fusion”. Son opération s'effectue, en outre, selon un sens bien précis : elle ne consiste pas dans une réceptivité parfaite de l'esprit

8 De Broca, A., « Tension entre le savoir et le croire d'une personne face à l'annonce de la maladie », *Éthique & Santé*, n° 1, 2004, pp. 42-44.

> mais, à l'inverse, dans un mouvement hors de soi pour se transporter vers l'objet et y pénétrer[9]. »

Le « croire » dont il est question revêt ici une importance dans la prise en charge thérapeutique. Cette distinction entre croire et savoir va impacter patients et soignants :

> « S'il n'est ni moral ni légal de ne pas expliciter la maladie (droit de savoir) le soignant doit accepter que le patient ou sa famille ne veuille pas l'entendre, ni la comprendre ni y croire (droit de ne pas savoir et droit de ne pas croire). À l'inverse, le soignant doit aussi bien comprendre que le parent du fait de son passé se construise sa propre histoire afin d'éviter une information qu'il sent être trop déstabilisante à cet instant particulier. Respecter la personne malade, c'est lui permettre de faire des va-et-vient entre savoir, croire, droit de savoir ou de ne pas savoir, droit de croire ou de ne pas croire[10]. »

Si cette problématique est bien connue en psychologie, la question peut légitimement se poser : pourquoi le grand public a-t-il été confronté à l'annonce de la pandémie sans bénéficier de ce respect ?

Certes, les experts ne se retrouvent jamais directement face aux citoyens et ils ne bénéficient pas de tous ces indices, par exemple le langage infraverbal, qui permettent d'adapter l'énoncé du diagnostic. Mais peut-on envisager d'autres solutions ?

---

9 Pernot, C., « Henri Bergson », in *Encyclopaedia Universalis*, Paris, Albin Michel, 1998, p. 211.

10 De Broca, A., *op. cit.*, p. 44.

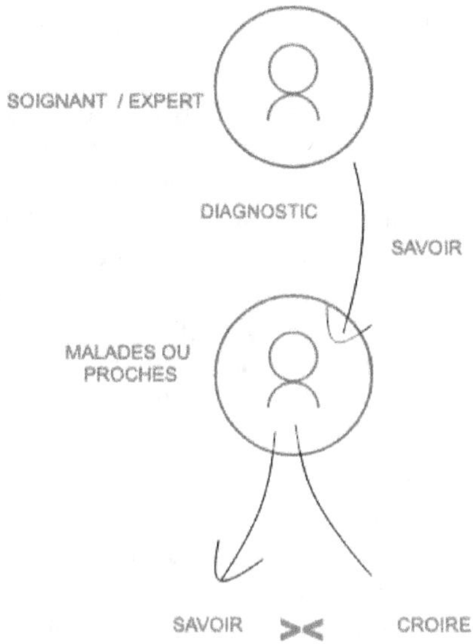


## 2. Les experts gouvernementaux face au traumatisme

Nous aurons l'occasion de revenir sur cette question[11]. À ce stade, nous aimerions redéfinir plus largement le « savoir » et le « croire ». Le « croire » dont nous venons de parler permet à la personne de sortir de ses habitudes pour embrasser le « savoir », c'est pourquoi nous le nommerons « savoir extatique ». Et il faut aussitôt le distinguer d'un autre « croire », celui qui se constitue d'éléments venus du passé de la personne, de ses traditions, de ses affinités culturelles et communautaires ; nous appellerons cet ensemble la « croyance installée ». Cette « croyance installée » peut aider l'« élan transformateur », mais elle peut aussi s'en montrer son ennemie. Le port du préservatif pour lutter contre le SIDA, situation également traumatisante, peut être mis en péril par des traditions religieuses. Même si le « savoir » est relativement facilement compréhensible, il ne fera pas l'objet

---

11 Voir chapitres 4 et 5.

rapidement d'un « élan transformateur », car il sera confronté à divers interdits.

*A contrario*, certains supporters d'un club de foot belge ont connu une situation traumatisante fin 2021 : leur club a perdu à plusieurs reprises. Les supporters ont estimé que l'entraîneur était à l'origine de la situation. De leur côté, les responsables du club ont limogé l'entraîneur sur base d'un « savoir ». Le contexte est pénible pour les fans qui, bien sûr, ne disposent pas du « savoir » (l'expertise revient aux professionnels du domaine), mais leur « croyance installée » leur permet de se porter directement vers l'« élan transformateur ».

Nous pensons que ce distinguo n'a pas (ou très peu) été opéré par les responsables de la gestion de la crise. Le « croire » a été réduit à la « croyance installée », jugée non scientifique dès qu'elle sortait du cadre de la version officielle. Ce « croire » a souvent été considéré comme une sorte de peste virtuelle qui proliférait sur les réseaux sociaux, parfois qualifiée de théorie complotiste.

### 2.1. *Ultracrépidarianisme*

Parmi les tenants de cette approche figure le philosophe des sciences Étienne Klein. Celui-ci, dans *Je ne suis pas médecin, mais je...* conspue les personnes qui émettent des avis sur des sujets pour lesquels elles ne possèdent aucune compétence. Klein y voit une expression de plus d'un relativisme peu informé qui dénigre la science. « [...] nous voyons se propager notamment sur les réseaux sociaux, une forme très intense et très contagieuse de "démagogisme cognitif", c'est-à-dire d'un type de discours qui promeut des points de vue intuitifs et souvent erronés sur toutes sortes de sujets[12]. » Des intervenants qui reconnaissent leur ignorance se permettent tout de même de donner des avis : « Croire savoir alors même qu'on sait ne pas savoir, telle me semble être devenue la véritable pathologie du savoir. » Sur les plateaux de télévision, Klein utilisera l'expression

[12] Klein, É., *Je ne suis pas médecin, mais je...*, Paris, Gallimard, coll. « Tracts de crise », n° 25, 31 mars 2020, p. 3.

ultracrépidarianisme[13] pour désigner cette attitude. Klein se base ensuite sur la conférence de presse donnée par le Premier ministre et le ministre de la Santé français le 28 mars 2020 durant laquelle les experts ont expliqué ce qu'ils savaient et ce qu'ils ne savaient pas : « Leur humilité compétente détonnait par rapport à l'aplomb arrogant et laconique des innombrables "je ne suis pas médecin, mais"[14]. »

Avec Klein, nous plongeons dans la lutte contre la « croyance installée ». Klein se base sur le livre *Vérité et véracité* de Bernard Williams qui avait mis en évidence un paradoxe délétère présent dans la population occidentale : un attachement intense à la véracité (autrement dit, ne pas se laisser tromper et détecter les motivations cachées) et, simultanément, une défiance par rapport à la vérité. Pour Williams, désir de véracité et suspicion à l'égard de la vérité devraient s'exclurent, mais elles sont liées par un « processus de critique généralisé qui vient ensuite fragiliser l'assurance qu'il y aurait, sinon des vérités accessibles, du moins des contre-vérités démontrables, en tant que telles[15] ».

Klein termine en prononçant son propre credo :

> « La pandémie en cours éclairera sans doute d'une lumière neuve les relations ambivalentes que notre société entretient avec les sciences et la recherche. [...] Le petit coronavirus nous poussera-t-il à relativiser notre relativisme ? À considérer que tous les discours ne se valent pas, que certains sont moins vrais que d'autres ? Allons-nous finir grâce à lui par gommer en nos esprits l'idée que les connaissances scientifiques seraient toujours superficielles et arbitraires, de simples opinions collectives d'une communauté particulière, sans le moindre lien avec la réalité[16] ? »

---

13 Ce terme provient de l'expression latine « *Sutor ne supra crepidam* », qui signifie « Cordonnier, pas plus haut que la sandale » et que l'on peut associer à l'expression « À chacun son métier, les vaches seront bien gardées ».

14 *Ibidem*.

15 *Ibidem*, p. 4.

16 *Ibidem*, p. 5.

Ignorant le caractère psychologique développé ci-dessus, Étienne Klein n'accorde-t-il pas une trop grande importance aux propos diffusés sur les réseaux sociaux par des anonymes ? Qui d'entre nous accorde vraiment de l'importance intellectuelle aux propos tenus par un « ami Facebook » sur l'épidémiologie ? Un intérêt poli, éventuellement partisan s'il est compatible avec notre « croire installé », certes, comme celui que l'on peut éprouver au comptoir du café de la gare pour les commentaires de Roger sur la politique internationale. Est-ce vraiment cela qui risque de mettre en cause la crédibilité de la science ? Les conflits entre experts ne sont-ils pas plus dommageables ?

### 2.2. *Conflits entre experts*

Étienne Klein escamote une réalité qui a accompagné toute la pandémie : les experts se sont eux-mêmes montrés ultracrépidarianistes, sans compter qu'ils ont asséné des affirmations contradictoires, ce qui peut légitimement déstabiliser les non-sachants. En effet, ces contradictions rendent plus problématique la tension croire-savoir expliquée plus haut.

Pour expliquer ces divergences d'avis, Klein a régulièrement[17] établi une distinction entre « recherche » et « sciences ». La première avançant dans le doute. Les secondes se basant selon lui sur des connaissances provisoires mais solidement établies. Cette distinction nous semble malheureusement peu convaincante. En effet, l'expert n'est-il pas un scientifique et le scientifique n'est-il qu'un dogmatique ? De plus, scientifiques et experts, mis ensemble, finissent par avoir toujours... raison. Comme si le doute leur revenait exclusivement.

Pour le grand public qui a été confronté en direct à ce qui ressemblait par moments à une foire d'empoigne, les discussions incessantes entre experts ont été dommageables à la crédibilité de certains intervenants scientifiques. Les impératifs médiatiques, principalement ceux du temps limité accordé à chaque expert pour s'expliquer et au peu de bagage

---

[17] Par exemple lors de son exposé introductif du séminaire *Du comportement des experts scientifiques en temps de crise*, le 25 novembre, à l'Académie de Belgique. Exposé malheureusement non consultable en ligne.

scientifique des journalistes, ont accentué cette impression de chaos. Mais pour autant, peut-on parler d'une décrédibilisation de la science sur cette base ? La science occidentale moderne est construite sur le doute, elle peut donc être soumise, et c'est heureux, à des conflits d'experts. Les humains, donc les utilisateurs de Facebook, savent cela. Le cinéma et les séries télévisées, sans compter les comptes rendus des procès, ont montré depuis bien longtemps que les experts pouvaient se contredire. Chacun sait que le traitement préconisé par un médecin ne sera pas forcément le même que celui choisi par un autre, ce qui affaiblit le diagnostic et augmente donc l'anxiété, mais dans quelle mesure la médecine est-elle affaiblie ? Les oppositions entre experts ont certes été nombreuses, mais cela remet-il en cause leur discipline ?

### *2.3. L'Académie des sciences et le Conseil supérieur de la santé*

Un point est toutefois vraiment regrettable dans la défense des sciences. L'Académie des sciences n'a pas apaisé les conflits, bien au contraire. Si l'on se tourne vers les publications de ladite Académie, on ne trouve guère fin décembre 2020 qu'une déclaration du 26 mai dans laquelle les académiciens belges déplorent ne pas avoir été pris en considération. À leurs yeux, leurs compétences et expertises ont été trop négligées par Sciensano : « Sciensano a donc reçu l'exclusivité de la mission d'élaborer un plan médical de lutte contre la pandémie[18]. » Ce qui lui permet de se mettre à couvert des décisions prises. À mots feutrés, le rappel à l'ordre est clair :

> « L'Académie royale de Belgique et l'Académie royale de Médecine de Belgique réaffirment leurs compétences et proposent dès lors d'exercer leur mission d'avis. Elles appellent Sciensano à coopérer activement comme le prévoient plusieurs arrêtés et lois. »

---

[18] https://www.academieroyale.be/fr/declarations-detail/messages/covid-19-academie-royale-medecine-belgique-armb-academie-royale-belgique-arb-reaffirment-importance-leur-mission-avis.-elles-inquietent-decisions-inspirees-par-isciensanoi/ (consulté le 28 décembre 2020).

Sans compter un désaveu à peine voilé :

> « En cette période de stratégie dépistage-traçage-isolement, les Académies demandent que soient clarifiées et revues une série de décisions qui mettent notre pays en danger et en marge de ce que préconisent les autorités sanitaires internationales. »

Nous ne nous intéresserons pas ici aux enjeux politiques ou institutionnels de telles déclarations. Mais plutôt à l'impact qu'elles peuvent avoir sur la crédibilité des experts concrètement engagés dans la lutte contre la pandémie.

Le plus étonnant, pour ne pas dire paradoxal, c'est que cette déclaration de l'Académie reproche également aux acteurs de Sciensano que « les décisions arbitraires et opaques liées au déconfinement (scolarité, réunions de famille, travail) suscitent la défiance d'une partie de la population et de ceux qui sont chargés de les appliquer ».

Notons que le Conseil supérieur de la santé publiera le 28 mai 2020 un communiqué intitulé « Les critiques des Académies royales francophones contre Sciensano » dans l'optique de soutenir le travail réalisé et apporter son soutien aux institutions scientifiques belges. Au passage, le CSS recadre les Académies :

> « Les membres des Académies sont connus pour leur expérience scientifique appréciable et leur désir de participer à la gestion de crise est louable mais les avis émis dans ce contexte et à ce moment s'apparentaient plus à l'expression de l'opinion d'un nombre limité de personnes qu'à un véritable avis scientifique tenant compte des réalités du terrain. Ceci contraste avec les leçons de rigueur scientifique adressées aux institutions scientifiques au travers de la mise en cause injuste de Sciensano[19]. »

---

19 https://www.health.belgium.be/sites/default/files/uploads/fields/fpshealth_theme_file/20200528_cp-pc_arm_et_sciensano_vweb.pdf (consulté le 15 février 2021).

# 3. Conclusion

Le déferlement d'avis et de commentaires sur les réseaux sociaux et dans les médias peut s'expliquer, au moins partiellement, par le caractère traumatisant de la crise sanitaire. Les citoyens, parce qu'ils sont potentiellement traumatisés, devraient donc être traités avec un respect particulier par les autorités gouvernementales et scientifiques.

D'une part, il serait pertinent de leur fournir un diagnostic, une information digne de confiance et solide, même si cela inclut la reconnaissance de zones d'ombre. Les conflits entre experts freinent la possibilité d'adhérer à un « savoir », car ils augmentent l'anxiété et découragent l'« élan transformateur ». En attendant l'émergence d'un savoir unifié et validé, il existe bien un « savoir » venu des disciplines mobilisées par le Gouvernement. Nous le qualifierons dorénavant de « savoir officiel » sans que cette expression soit, à nos yeux, intellectuellement dévalorisante.

D'autre part, il est nécessaire de leur laisser le temps d'assimiler les informations et consignes (le « savoir officiel ») et de les intégrer dans leur vécu personnel (la « croyance installée ») pour pouvoir adhérer aux mesures, c'est ce que nous appelons l'« élan transformateur ». L'« élan transformateur » permet à l'individu de se projeter en dehors de lui-même et donc d'adhérer au nouveau « savoir » et, *in fine*, d'appliquer les mesures requises pour se diriger vers la résilience. Nous nommons « croyance installée » le vécu personnel qui constitue l'environnement cognitif du citoyen récepteur. Cette « croyance installée » favorisera ou ralentira l'avènement de l'« élan transformateur ».

Nous pensons que le dénigrement des auteurs de textes non compatibles avec les versions officielles, des manifestants antimasques et autres rebelles antimesures, établit une confusion délétère entre l'« élan transformateur » et la « croyance installée ». Certes, forcer le passage de la version gouvernementale (le « savoir officiel ») et réduire les « croyances installées » est légal et légitime. Mais dans le même temps, nous pensons que ce « savoir officiel » devrait être annoncé avec le respect dû aux patients, au risque de retarder l'avènement de l'« élan transformateur ». Ce

« savoir officiel » constitue non seulement une violence psychologique, comme nous venons de le voir, mais aussi idéologique ; ce sera l'objet du chapitre suivant.

# Chapitre 2
# Le savoir officiel

Examinons à présent ce « savoir officiel », autrement dit la combinaison des données scientifiques fournies par les experts et des mesures à respecter dispensées par les gouvernements. Commençons par écarter une confusion possible. Nous voulons signifier que le savoir scientifique s'est imposé au cours des cinq derniers siècles et qu'il est, simultanément, imposé par le pouvoir en place. Il ne s'agit donc pas du tout de prétendre qu'il est imposé par d'autres entités, les firmes pharmaceutiques par exemple. Si c'est le cas, cela relève du champ de l'enquête journalistique, judiciaire ou éventuellement parlementaire. Nous ne disposons pas de tels éléments et cela n'éclairera pas notre propos. Nous poursuivons plutôt notre analogie de l'annonce d'une maladie par un médecin. Car, à l'échelon personnel, ce diagnostic du médecin est aussi une combinaison entre l'état actuel de la science et de la législation en vigueur, ne fût-ce que parce que ce médecin s'inscrit dans un système de santé de type libéral mais subventionné. Pour preuve, sa liberté thérapeutique est encadrée par des contraintes économiques réglementant l'accès aux examens approfondis. À l'échelon d'une pandémie, cette double racine est également présente, mais à une échelle plus large : les experts d'une part et le Gouvernement de l'autre.

## 1. Cheminement cartésien

Nous allons considérer que ce « savoir officiel » est la meilleure connaissance disponible. Bien sûr, tout comme il existe des diagnostics erronés et même des erreurs médicales, on peut imaginer un « savoir officiel » faux. L'attitude du véritable intellectuel, en particulier du philosophe, consisterait alors à dénoncer la tromperie et à réclamer la vérité ou, au minimum, l'élaboration d'un savoir plus proche de la réalité.

Certains n'hésitent d'ailleurs pas à remettre en cause la version officielle, en se basant par exemple sur certaines déclarations d'experts. De là, ils construisent des discours alternatifs plus ou moins rigoureux, parfois très convaincants, parfois ridicules. Nous ne souscrivons pas pour le moment à ces attitudes, et ceci pour trois raisons.

Premièrement, remettre en cause un discours ou une théorie, surtout en utilisant le doute, est une technique aussi vieille que Socrate. Les armoires de la philosophie sont remplies de ces trucs et astuces qui permettent de débouter n'importe quel interlocuteur, y compris, et même surtout si l'on veut rester philosophe, soi-même. Ces débats conduisent souvent à l'aporie, ne sont-ils pas des chemins qui ne mènent nulle part ?

Deuxièmement, nous optons pour recevoir le « savoir officiel », car s'il s'avérait faux, cela ne changerait rien à notre démonstration. Nous souhaitons en effet développer ce que devrait être la communication efficace auprès d'un large public d'une information imposant des changements comportementaux, venue de la science et transmise dans un contexte potentiellement mortel.

Troisièmement, durant cette crise, le doute a été observé à tous les étages, principalement en opposition au « savoir officiel ». Et nous restons nous-mêmes dubitatifs sur les explications fournies par les experts, car souvent elles donnent l'impression de recourir à des hypothèses *ad hoc* ou à des justifications *a posteriori* rarement falsifiables. Toutefois, nous ne remettrons pas en cause le « savoir officiel » et ceci en suivant le cheminement de Descartes pour rester dans une filiation scientifique et philosophique. Même s'il est loin d'être le seul auteur à l'utiliser, Descartes semble être le champion du doute. Il l'a associé à une méthode, devenue la base de la science moderne, et c'est pourquoi nous nous placerons sous son aile.

Descartes expose sa méthode dans deux ouvrages : *Discours de la méthode* et *Méditations métaphysiques*. Il développe la notion de doute hyperbolique qui lui permet de douter de tout, y compris des vérités mathématiques. C'est le célèbre argument du mauvais génie (qui ne figure d'ailleurs que dans les *Méditations* et pas dans le *Discours*) :

> « [...] non moins rusé et trompeur que puissant, qui a employé toute son industrie à me tromper. Je penserai que le ciel, l'air, la terre, les couleurs, les figures, les sons et toutes les choses extérieures que nous voyons, ne sont que des illusions et tromperies, dont il se sert pour surprendre ma crédulité [...] et si [...] il n'est pas en mon pouvoir de parvenir à la connaissance d'aucune vérité, à tout le moins il est en ma puissance de suspendre mon jugement[20]. »

On a presque envie de dire que, à côté de ce dieu trompeur, l'évêque de la pire théorie complotiste fait office d'enfant de chœur. Ce doute ultime conduit Descartes à poser son « je pense donc je suis » sur lequel il va ensuite asseoir la solidité de la science.

Il existe indubitablement un doute hyperbolique dans la méthode cartésienne, mais il n'est qu'une étape du processus. Le cheminement débute par le besoin de connaître des choses certaines et donc de rejeter dans un premier temps ce qui est douteux. En attendant de parvenir à l'objectif, un comportement provisoire doit être adopté. Du premier au dernier pas, ce que Descartes veut promouvoir, c'est le doute méthodique, pas le doute systématique.

---

20 Descartes, R. *Médiations métaphysiques*, trad. M. et J.-M. Beyssade, Paris, Garnier-Flammarion, 1992, première méditation, p. 151.

Utiliser le doute hyperbolique ne peut être que provisoire « [...] comme si tout à coup j'étais tombé dans une eau très profonde, je suis tellement surpris, que je ne puis assurer mes pieds dans le fond, ni nager pour me soutenir au-dessus »[21].

Il y a urgence, pour Descartes dans son eau profonde tout comme dans la crise sanitaire. Les hôpitaux se remplissent, les gens meurent. Le temps du doute hyperbolique n'est pas celui des services de réanimation. Descartes, dans le *Discours de la méthode*, reconnaît lui-même que la mise en doute du monde, ou le rejet des explications en place, ne doit pas se traduire par une période de vide conceptuel.

Il faut se tourner vers la troisième partie du *Discours* pour trouver les règles à suivre dans la période entre le moment du rejet de l'explication conceptuelle en place et l'adoption d'une nouvelle grille d'analyse (qui est, elle, décrite dans la quatrième partie).

Dans le cas de la pandémie de 2020, deux attitudes cartésiennes existent par rapport à la science officielle : l'accepter en la reconnaissant comme rationnelle ou la refuser en se réclamant du doute. Mais le refus en est-il vraiment un lorsque l'on sait ce que Descartes propose pour l'accompagner ?

Descartes nomme cet accompagnement intellectuel la « morale par provision » qui se décline en quatre règles. La première règle est d'obéir aux lois et coutumes du pays. La deuxième est de suivre avec fermeté l'opinion même douteuse. Pour s'expliquer, le père de la science moderne prend une comparaison qui peut surprendre :

> « Imitant en cela les voyageurs qui, se trouvant égarés en quelque forêt, ne doivent pas errer en tournoyant, tantôt d'un côté, tantôt d'un autre, ni encore moins s'arrêter en une place, mais marcher toujours le plus droit qu'ils peuvent vers le même côté, et ne le changer point pour de faibles raisons, encore que ce n'ait peut-être été au commencement que le hasard seul qui les ait déterminés à le choisir : car, par ce moyen, s'ils ne vont justement où ils

---

[21] *Ibidem*, p. 153.

> désirent, ils arriveront au moins à la fin quelque part où vraisemblablement ils seront mieux que dans le milieu d'une forêt[22]. »

Un peu plus loin, Descartes semble évoquer notre situation : « Lorsqu'il n'est pas en notre pouvoir de discerner les plus vraies opinions, nous devons suivre les plus probables[23]. »

La troisième règle résonne aussi tout particulièrement dans le cadre de notre essai, on croit y voir poindre l'« élan transformateur » : « Tâcher toujours plutôt à me vaincre que la fortune et à changer mes désirs que l'ordre du monde[24]. » Descartes résume tout cela de la sorte : « Je m'avisai de faire une revue sur les diverses occupations qu'ont les hommes en cette vie, pour tâcher à faire choix de la meilleure[25]. »

Revenons vers ce groupe de marcheurs perdus en forêt, car il évoque bien le début de la pandémie : un groupe forcé de se déplacer pour sortir d'une situation dangereuse. Qui va diriger le groupe et sur base de quels conseils ? Les politiques vont se baser sur les recommandations des scientifiques. Mais le coronavirus nous place dans un univers partiellement inconnu. Devant la radicalité de la nouveauté, qui doit choisir les sciences mobilisées ?

Trois groupes de sciences ont été requis : l'épidémiologie qui modélise mathématiquement l'évolution de la maladie, ensuite la microbiologie et l'infectiologie qui déterminent les caractéristiques de l'agent infectieux et enfin, bien sûr, la médecine. Comme le précise un groupe d'experts en épistémologie et philosophie des sciences :

> « La décision de confinement a été liée à la rencontre de ces trois domaines de recherches, où l'épidémiologie a pris cependant une place décisive, tout en intégrant les capacités des hôpitaux en matière de soins intensifs. L'objectif était clair et la méthode pour y parvenir semblait univoque au moment où la décision a été prise. La part

---

22 Descartes, R., *Discours de la méthode*, Paris, Garnier Flammarion, 1966, p. 53.

23 *Ibidem*.

24 *Ibidem*.

25 *Ibidem*, p. 54.

> d'interprétation laissée au politique était donc réduite[26]. »

Le confinement en particulier est une mesure qui est prise publiquement par le politique, mais avait-il vraiment le choix ? Ou bien la démocratie a-t-elle été mise devant une seule direction possible ? Le choix n'avait-il pas été posé en amont, peut-être sans en penser vraiment les conséquences, lors du choix non pas des experts mais bien des disciplines ? Les auteurs de la carte blanche poursuivent :

> « Il faut néanmoins souligner l'importance du choix des disciplines dans la constitution du groupe d'experts, qui peut avoir un impact décisif sur les scénarios proposés : le peu de place des médecins "de terrain", de même que l'entrée en scène tardive des pédiatres ou des gériatres voire des sciences humaines ont sans doute marqué les propositions initiales. »

Pour revenir à notre groupe de marcheurs, c'est un peu comme si le leader naturel avait imposé de marcher vers l'est parce qu'une des personnes possédait une boussole. Mais, au fil du temps, d'autres indices vont probablement apparaître : une rivière, un sentier... Et le savoir du groupe va se modifier, s'améliorer. Le déconfinement pouvait être l'occasion pour d'autres disciplines scientifiques de se manifester. Ce que les auteurs de la carte blanche souhaitent :

> « La science occupe une place fondamentale dans le rapport à la connaissance de la nature notamment en fonction de ses méthodes rigoureuses de confrontation des hypothèses à l'expérience. Elle comporte aussi des limites épistémologiques liées aux systèmes

---

26 « Sciences, politique et incertitude », Carte blanche du 27 juin 2020, *Le Soir* – Par Feltz Bernard (professeur émérite, UCLouvain, philosophie des sciences), Vanhaeverbeek Michel (médecine interne, CHU Charleroi, chargé de cours émérite en médecine interne, ULB, maître de conférences émérite en épidémiologie et statistique médicale, UMons), Lelubre Christophe (médecine interne, CHU Charleroi, chargé de cours en statistique médicale, UMons), Rezsohazy René (professeur, UCLouvain, biologie moléculaire), Sartenaer Olivier (boursier Wernaers-FNRS, ULB, philosophie des sciences), Vanhamme Luc (directeur de recherches, FNRS, chargé de cours, ULB, biologie moléculaire), Van Meerhaeghe Alain (chargé de cours en épidémiologie, UMons et pneumologue, CHU Charleroi), Zouaoui Boudjeltia Karim (biophysique, laboratoire de médecine expérimentale, ULB).

> explicatifs différents mis en œuvre en chaque discipline. Une large interdisciplinarité, qui inclut les sciences humaines, s'impose donc dans la constitution des groupes d'experts. »

Nous ne disposons pas des informations pertinentes pour savoir quelles sciences ont été réellement mobilisées durant l'été, mais une chose est certaine : ce déconfinement a été suivi d'une seconde vague. Comme si la promenade en forêt se prolongeait par une promenade dans la jungle.

Il ne nous appartient pas de juger de la pertinence des choix posés pour forger le nouveau « savoir officiel ». Par contre, nous allons évoquer la question des valeurs véhiculées par les prises de décisions politiques. De la sorte, nous rejoignons les conclusions de la carte blanche :

> « Au débat entre scientifiques se superpose le débat sur les valeurs en jeu dans toute action politique. Ce sont deux lieux de débats distincts, qui s'interpénètrent et s'articulent l'un à l'autre. Ils participent tous deux de la vie d'une démocratie dynamique. »

Nous pensons qu'une partie de ces valeurs trouvent une origine profonde dans les caractéristiques de la science moderne et que le « savoir officiel » en porte l'empreinte.

Nous décidons de suivre cette idée de morale par provision : le « savoir officiel » est la connaissance qui s'impose à nous provisoirement. À nos yeux, le savoir des experts est le plus légitime. Il n'est pas pour autant un gage de vérité et n'est peut-être même pas le discours qui s'en approche le plus. Mais, comme les voyageurs dans le bois, c'est celui qu'il faut suivre.

On notera toutefois une distinction très nette et qui nous semble essentielle. Descartes ne doute pas de l'issue heureuse de cette marche forestière. Il ne peut pas imaginer que la réalité puisse être que cette forêt n'est entourée que de falaises, ou de lions. Tout comme il est clair pour lui que de l'absence de certitudes va surgir une connaissance établie. Dans la situation qui nous occupe, les guides savaient quelle direction prendre pour sortir du bois. Pourtant, dans le discours des experts, la référence à une sortie de bois, à un avenir meilleur, nous a semblé extrêmement rare. Peut-être parce que l'évocation de la sortie du bois ralentissait la marche commune ?

Le « savoir officiel » se construit donc sur la base de la science et de la politique. Nous allons maintenant examiner chacune de ces racines.

## 2. La racine politique du savoir officiel

Le « savoir officiel » est forgé pour garantir la continuité de l'État. Le Gouvernement a pour ambition de transmettre à la population la solution la plus efficace possible. Et pour y parvenir, il se base notamment sur la science disponible. En ce qui concerne la gestion des maladies et épidémies, c'est vers la science de la santé publique que les responsables se tournent.

Sur la base des éléments de savoir qui sont transmis aux autorités, un alliage politico-scientifique va prendre corps. Juridiquement, le gouvernement démocratiquement élu garde la main sur la science. Même si la science et la politique sont étroitement intriquées probablement depuis qu'elles existent. Il n'est pas nécessaire ici de définir précisément ces relations qui font encore l'objet d'âpres débats[27]. Nous nous contenterons d'évoquer l'interaction classique qui, à défaut d'être rigoureusement définie, sera opérante : scientifiques et responsables politiques ont besoin les uns des autres.

Ainsi, pour les politiciens, le « savoir officiel » présente l'avantage de contenir la parole de la science et, à ce titre, il dispose d'une crédibilité assise sur les universités et les institutions scientifiques. La parole politique qui subit, elle, un manque criant de confiance de la part de la population peut donc s'arrimer sur la science pour se renforcer. Le « savoir officiel » constitue aussi un atout stratégique dans la mesure où les recommandations des scientifiques peuvent

---

[27] À ce sujet, voir par exemple le très intéressant article de Lamy, J., « Penser les rapports entre sciences et politique : enjeux historiographiques récents », *Cahiers d'histoire. Revue d'histoire critique*, n° 102, 2007, pp. 9-32.

servir postérieurement de justification, et donc potentiellement de déresponsabilisation, pour les politiciens.

Un gouvernement démocratique sera rarement enclin à faire appliquer des décisions peu populaires. En particulier, les restrictions de libertés seront toujours suspectes. Toutefois, il garde la prérogative d'imposer des mesures, en recourant éventuellement aux pouvoirs spéciaux, sous la forme d'un état d'urgence, si nécessaire.

Le Gouvernement a imposé des mesures qui découlaient d'un savoir scientifique qu'il a considéré comme le plus juste, puisqu'institutionnel et académique.

Si le « savoir officiel » se conçoit comme la rencontre de la science et de la politique, alors il peut aussi être perçu comme un moyen de puissance exorbitant. Ce qui explique sans doute en partie pourquoi durant la crise sanitaire, les allusions à Orwell, et plus particulièrement à *1984*, ont été nombreuses sur les réseaux sociaux pour qualifier les mesures gouvernementales. A-t-on vu pour autant l'émergence d'une nouvelle forme de totalitarisme ou de dictature biologique, faisant planer les spectres des dystopies ?

La science-fiction regorge de récits de ce genre et ces derniers ont été reçus par le grand public depuis plusieurs décennies, dans la littérature et dans des productions cinématographiques (*Soleil vert, V pour Vendetta, Orange mécanique, The Island...*).

La philosophie également a alerté l'opinion sur ces possibles dérives. Foucault notamment en développant les concepts de « biopouvoir » et de « sociétés disciplinaires » et ensuite Deleuze avec celui de « sociétés de contrôles ».

Actuellement et depuis plusieurs années déjà, le philosophe Giorgio Agamben développe l'idée que les gouvernements cherchent à instaurer un état d'urgence permanent. Il l'avait déjà utilisée pour analyser la menace terroriste. Pour lui, l'épidémie en serait une suite logique : « Il semblerait que, le terrorisme étant épuisé comme cause de mesures d'exception, l'invention d'une épidémie puisse offrir le prétexte idéal pour les étendre au-delà de toutes les limites[28]. »

Dans un article publié dans l'édition de février 2020 du *Philosophie Magazine*, Agamben minimise la dangerosité de la situation et s'insurge contre les mesures sanitaires qu'il juge disproportionnées. Il ne vise pas le port des masques, mais plutôt des restrictions sur les déplacements, les services publics et culturels…

> « Deux facteurs peuvent aider à expliquer un comportement aussi disproportionné. Tout d'abord […] la tendance croissante à utiliser l'état d'exception comme paradigme normal du gouvernement […] l'autre facteur, non moins inquiétant, est l'état de peur qui s'est diffusé ces dernières années dans la conscience des individus et qui se traduit par un réel besoin d'états de panique collective, auquel l'épidémie fournit encore une fois le prétexte idéal[29]. »

La peur serait donc utilisée par les gouvernements pour contrôler la population. Et de conclure :

> « Ainsi, dans un cercle vicieux, la limitation de la liberté imposée par les gouvernements est-elle acceptée au nom d'un désir de sécurité induit par ces mêmes gouvernements, qui interviennent désormais pour les satisfaire. »

Considérer que le Gouvernement instille la peur nous éloigne évidemment de notre propre schéma. Toutefois, nous ne comprenons pas clairement dans quel but un gouvernement se lancerait dans une opération de cette ampleur. Comme l'écrit Slavoj Zizek :

> « […] pourquoi le pouvoir d'État aurait-il intérêt à alimenter une telle panique, qui s'accompagne d'une défiance à son endroit et qui, en outre, perturbe gravement la reproduction du capital, qui aime la fluidité ? Le capital et le pouvoir d'État ont-ils

---

28 https://www.quodlibet.it/giorgio-agamben-l-invenzione-di-un-epidemia (consulté le 20 janvier 2021).

29 Agamben, G., « Un réel besoin d'états de panique collective », in dossier « Les philosophes face à l'épidémie », *Philosophie Magazine*, n° 138, avril 2020 et Agamben, G., « Qu'est donc une société qui ne reconnaît pas d'autre valeur que la survie ? », *L'Obs*, 27 avril 2020.

> réellement intérêt à provoquer une crise économique globale pour renouveler leur règne ? Les signes évidents que le pouvoir d'État lui-même, et non pas seulement les "gens ordinaires", succombe à la panique, conscient de ne pas être en mesure de contrôler la situation, ne sont-ils qu'un stratagème[30] ? »

Il est un fait que les pouvoirs exécutifs ont eu tendance à requérir aux pouvoirs spéciaux pour mener une politique plus rapide. Le président français Emmanuel Macron a même évoqué un état de guerre pour justifier les mesures prises.

Il est probable également que certains gouvernements européens ont tout intérêt à détourner l'attention d'une réalité subitement exposée aux yeux du grand public : le système de santé a été détérioré par des coupes budgétaires incessantes.

Il est vrai que les mesures prises rendent les manifestations publiques impossibles et réduisent donc les formes traditionnelles de l'opposition politique devenue concrètement impossible en rue. Le télétravail rend le piquet de grève irréalisable. Les contre-pouvoirs habituels sont réduits à utiliser des tribunes symboliques conformes à la distanciation sociale. À titre d'exemple, la manifestation pour le climat qui a été organisée en novembre en Belgique aura mobilisé, durant trois jours, au total soixante manifestants[31].

Il est très vraisemblable aussi que des mesures non directement liées à la pandémie ont discrètement été adoptées dans l'ombre des décisions phares.

La philosophe politique Barbara Stiegler dénonce tout au long de son tract le fait que la situation sanitaire a permis à l'idéologie néolibérale de s'imposer en usant de la peur. Selon elle, Macron a profité de l'aubaine pour faire avancer ses pions. « En France, elle [la crise sanitaire] a mis un

---

30 Zizek, S., « Dans l'ordre supérieur des choses, nous sommes une espèce qui ne compte pas », in dossier « Les philosophes face à l'épidémie », *Philosophie Magazine*, n° 138, avril 2020.

31 https://www.lecho.be/dossier/climat/la-plus-longue-manifestation-de-l-histoire-pour-le-climat/10268513.html (consulté le 20 janvier 2021).

brutal coup d'arrêt aux mouvements sociaux. Mais elle a aussi accéléré un programme politique théorisé de longue date : celui d'un virage ambulatoire universel, où chacun serait renvoyé à son foyer[32]. » La philosophe, qui est également une activiste politique, estime que l'école, l'université, la recherche et le monde de la santé sont directement impactés par cet agenda politique qui trouve dans la crise une façon de s'actualiser sans trop de résistance.

Nous ne nions pas les effets d'opportunité et nous reviendrons sur ce tract et sur son questionnement politique. Mais à ce stade, nous acceptons la validité politique du « savoir officiel ». L'objectif principal déclaré par le Gouvernement est de garantir la sécurité sanitaire de la population (plus particulièrement la survie des personnes les plus fragiles et la sécurité des hôpitaux). Comment renoncer à cet argument ? Nos libertés fondamentales sont-elles mises en péril si ces mesures sont provisoires et suicidaires pour le budget de l'État ?

Il est possible de répondre positivement à cette question, mais dans ce cas il faut admettre l'existence d'enjeux cachés et supérieurs à la survie de l'État. On ouvre alors la porte vers les théories du complot.

## 3. La racine scientifique du savoir officiel

Le « savoir officiel » tel que nous l'avons défini se construit également sur base de la science en vigueur. Nous allons replacer le savoir scientifique moderne dans son contexte historique et épistémologique pour tenter de saisir pourquoi et comment il s'est imposé et à quel prix symbolique. La science moderne s'est construite sur quatre socles qui peuvent sembler évidents mais qui sont aussi à l'origine de certaines incompréhensions : le progrès, le déterminisme, le réductionnisme et le positivisme. Dresser une généalogie idéologique nous semble pertinent pour mieux comprendre

[32] Stiegler, B., *De la démocratie en pandémie : santé, recherche, éducation*, Paris, Gallimard, coll. « Tracts », n° 23, janvier 2021, p. 33.

les réactions des uns et des autres et plus particulièrement ce que nous nommerons une confusion épistémique.

### 3.1. *Le progrès*

Le progrès n'est pas vraiment constitutif de la recherche scientifique. Il en est plutôt le fruit espéré par la majorité de la population. Un fruit qui mûrit parfois lentement, ce qui, dans le contexte d'une crise, génère des frustrations.

La problématique liée à la question du progrès est peut-être la plus simple à saisir : ce dernier est l'objet d'une remise en cause profonde. Durant tout le XX^e^ siècle (et plus spécialement depuis Hiroshima, les catastrophes environnementales…), les sciences ont été soumises à la critique et ont été largement débarrassées du mythe du progrès infini ou universel. L'innovation scientifique n'est plus synonyme de lendemains qui chantent. Le progrès semble ainsi muter en un concept d'innovation[33].

Cette méfiance face au progrès explique partiellement le rejet du vaccin par certains citoyens. Une attitude que les nombreux défenseurs des vaccins peuvent souvent à peine comprendre.

### 3.2. *Le déterminisme*

Entrons à présent dans le cœur même de la science moderne. D'abord avec la notion de déterminisme (ou mécanisme). Pour le résumer, il faut se souvenir de Claude Bernard (1813-1878), tête de file du déterminisme, qui affirmait que, en médecine, les mêmes causes doivent entraîner les mêmes conséquences. Si des conclusions contraires sont formulées, alors cela signifie que les véritables causes ne sont pas encore connues. Ses détracteurs, médecins eux aussi, affirmaient que les patients présentent des réactions différentes à des traitements identiques. La contre-attaque est automatique : pour Claude Bernard, ses confrères

---

33 Les personnes intéressées par le concept d'innovation peuvent consulter ce rapport détaillé de MM. Claude Birraux, député, et Jean-Yves Le Déaut, député, fait au nom de l'Office parlementaire d'évaluation des choix scientifiques et technologiques, déposé le 24 janvier 2012 au Sénat français : http://www.senat.fr/rap/r11-286-1/r11-286-1_mono.html#toc184 (consulté le 18 février 2021).

doivent chercher mieux les causes réelles. La science du XXe siècle va se construire sur le déterminisme, cette recherche rigoureuse de causes, que ce soit au sens strict ou dans sa variante probabiliste. Le philosophe et historien des sciences Mathieu Corteel a consacré sa thèse aux relations entre la médecine et les statistiques. Il y montre comment la nature et les chiffres sont apprivoisés par la science et le politique. Un mouvement général se dessine :

> « La théorie des probabilités lève l'illusion du hasard. Dans la philosophie des probabilités, un déterminisme de principe sous-tend la loi des grands nombres pour déjouer l'aléa des événements provenant de la faiblesse de notre entendement. Le calcul vient réparer notre ignorance des causes. Ainsi, la philosophie de Laplace fonde une logique de la découverte scientifique qui prend en compte l'ignorance pour mieux l'élever vers la certitude grâce au calcul[34]. »

Mais cela n'exclut pas des critiques parfois vives contre cette discipline. Si elles perdurent aujourd'hui encore, on les trouve déjà sous la plume d'un certain Auguste Comte dont nous allons bientôt reparler.

> « Pour Auguste Comte, le calcul des probabilités n'apporte rien à la pensée scientifique. C'est sur ce point précis que la philosophie positive s'oppose à celle de Laplace, qui loin de déjouer l'artifice du hasard prolonge l'illusion "irrationnelle et même sophistique" de la probabilité. Selon Comte, le calcul de la probabilité n'a d'intérêt que dans son domaine initial, les jeux de hasard. Appliqué à d'autres domaines, il devient inutile[35]. »

Le caractère probabiliste de l'épidémiologie va apparaître au grand jour lors de l'épidémie, ce qui va perturber de nombreux citoyens, peu habitués à cet univers mathématique déroutant. Le bagage en statistiques et probabilités est minime dans la population générale, ce qui constitue un problème de contrôle démocratique.

---

34 Corteel, M., *Le hasard et le pathologique*, Paris, Presses de Sciences Po, coll. « Domaine Santé », 2020, pp. 86-87.

35 *Ibidem*, p. 93.

### *3.3. Le positivisme*

En créant le positivisme, Auguste Comte (1798-1857) a lui aussi imposé son approche dans les sciences. Pour lui, il existe bien trois modes de pensée différents : théologique, métaphysique et positif. Selon Comte, il faut refuser la théologie et la métaphysique pour se fier aux faits et à un processus rationnel d'induction.

> « La méthode positiviste vient en dernier, supplantant les précédentes. Loin de cohabiter avec les autres, elle leur succède et les révoque : c'est l'état fixe et définitif de l'intelligence[36]. »

Cette vision, somme toute banale pour le scientifique contemporain, a généré des frustrations dans le chef de nombreux détenteurs d'autres vérités. Chez les religieux bien sûr, mais aussi dans le chef de tous les bâtisseurs de connaissances non scientifiques, dorénavant relégués à des rôles subalternes.

Il s'agit d'un acquis relativement récent. Les académies n'ont pas été fondées dans un environnement positiviste. Par exemple, lorsque Descartes s'exprime et lorsque ses théories sont étudiées, elles le sont à la lumière de la théologie et de la métaphysique. Comme le rappelle le philosophe des sciences Dominique Lecourt :

> « René Descartes, mathématicien et physicien, se donne précisément pour tâche d'élaborer la métaphysique qui pourra soutenir la nouvelle science du mouvement sans heurter les vérités révélées de la religion chrétienne. Il déplore que Galilée (1564-1642), "bon savant", se soit montré "médiocre philosophe" provoquant l'affrontement que l'on sait avec les autorités ecclésiastiques [...] Il professe que [...] toute la philosophie est comme un arbre, dont les racines sont la métaphysique, le tronc est la physique, et les branches qui sortent de ce tronc sont toutes les autres sciences[37]... »

---

36 Nouvel, P., *La philosophie des sciences*, Paris, PUF, coll. « Licence », 2011, p. 151.

37 Lecourt, D., *La philosophie des sciences*, Paris, PUF, coll. « Que sais-je ? », 2001 (7e éd. 2020), p. 10.

De plus, comme nous l'avons vu, Comte révoquait les probabilités. Qu'aurait-il pensé de l'épidémiologie moderne ? L'aurait-il considérée comme une science digne de ce nom ? La question est entachée d'anachronisme, mais elle n'en conserve pas moins une pertinence très actuelle.

### 3.4. *Le réductionnisme méthodologique*

Une dernière pièce est nécessaire pour glisser le réel dans le système d'analyse scientifique : le réductionnisme. Cette position prétend que « [...] une théorie, un domaine de discours ou un schème conceptuel peut être absorbé ou subsumé par un autre »[38]. Ce qui peut se traduire comme ceci au niveau de la biologie :

> « En première approche, on peut dire que, pour le biologiste, l'homme est un organisme pluricellulaire complexe, en évolution et en interaction avec les autres espèces et avec l'environnement. [...] D'un point de vue disciplinaire, lorsqu'il étudie en tant que biologiste un phénomène particulier, la personne qu'il tente de soigner est méthodologiquement "réduite" à un organisme pluricellulaire en dysfonctionnement tout simplement parce que toute la démarche biologique contemporaine s'articule à ces présuppositions[39]. »

Ce que le professeur Bernard Feltz évoque ici c'est la pertinence et l'efficacité indéniables de cette approche scientifique pour analyser le réel, qu'il nomme *réductionnisme méthodologique*. Et qu'il va opposer au *réductionnisme métaphysique*. Le premier est un positionnement qui permet d'adopter une méthode de travail rigoureuse, le second conduit à des affirmations de nature métaphysique :

> « La dimension organismique de l'homme n'est pas adoptée comme présupposition à une approche disciplinaire : elle est posée comme affirmation

---

[38] Pacherie, É., « Réductionnisme », in D. Lecourt (dir.), *Dictionnaire d'histoire et philosophie des sciences*, Paris, PUF, 2006, pp. 945-948.

[39] Feltz, B., *La science et le vivant : introduction à la philosophie des sciences de la vie*, Bruxelles, De Boeck, coll. « Sciences Éthiques Sociétés », 2013, p. 41

> proprement philosophique qui refuse de voir en l'homme autre chose qu'un organisme[40] ».

Il nous paraît crucial de maintenir cette distinction. Or les conditions de transmission de l'information lors de la crise sanitaire participent plutôt à la confusion des genres. Et l'usage de certains termes, comme celui de « non essentielles » pour désigner des activités constitutives de l'humanité, peut renforcer le sentiment que le réductionnisme méthodologique est devenu la norme politique.

### 3.5. *Confusion épistémique*

La science officielle s'établit solidement dans l'étude du réel en s'arrimant sur le déterminisme, le positivisme et le réductionnisme. Tant que cette triple approche reste cantonnée au sujet de l'étude scientifique, cela n'impacte pas, ou peu, le citoyen. Pourtant, cette crise sanitaire va entraîner les théories scientifiques hors du champ scientifique et les conduire, peut-être pour la première fois à une telle échelle, dans l'univers politique. Les expertises scientifiques vont ainsi être confrontées aux autres conceptions du monde qui sont habituellement méthodiquement écartées de leur milieu épistémologique originel.

La gravité de la situation va également gommer une distinction pourtant importante, l'avis de l'expert est rendu en contexte d'incertitude et livré dans une optique d'action immédiate. Contrairement à un manuel universitaire, qui peut être revu lors d'éditions successives ou de cours qui peuvent s'enrichir d'année en année, l'avis de l'expert est en phase directe avec une implication sociétale. Bien sûr, il s'agit toujours d'un discours rigoureux et à ce titre il sera défendu par la communauté scientifique. Pourtant, il se développe dans un temps et un contexte particulier que les commentateurs, y compris scientifiques, ne saisissent pas toujours, car il inclut la gestion de risques à laquelle de nombreux universitaires ne sont jamais confrontés. L'avis de l'expert relève donc en partie de l'éthique. Ce volet, dans le cas qui nous occupe, va être géré par une instance démocratique, pour former le « savoir imposé ».

---

40 *Ibidem*, p. 42.

Nous pensons que cette collision entre épistémologies et idéologies a été particulièrement néfaste. En sortant la science de son enceinte, les experts ont amené, sans avoir le temps de les présenter sur le devant de la scène, leurs présupposés méthodologiques. Une vaste confusion s'est alors installée.

Les querelles d'experts devenues médiatiques ont probablement érodé la confiance dans une science fantasmée comme étant unie et conquérante. Cependant, il n'y a rien de neuf en cela : les disputes sont constitutives de la méthodologie scientifique et la discussion est le moteur du progrès de la connaissance.

Simultanément, des opposants plus sournois, ceux qui ont un intérêt à exploiter les faiblesses du déterminisme, du positivisme et/ou du réductionnisme, ont profité de la porte ouverte par les discordes exposées au grand jour. La collision a alors quitté le champ épistémologique pour rejoindre le terrain idéologique, sortant ainsi de la compétence scientifique. Elle s'est ainsi transformée en confusion épistémique, c'est-à-dire non plus une réflexion sur le fondement des sciences mais sur la connaissance au sens large.

Paradoxalement, il nous semble donc que la menace la plus grave née des disputes d'experts se porte à présent contre ce qui unit ces derniers : la pertinence de leur méthodologie. La confusion épistémologique, ou idéologique selon les points de vue, a été particulièrement néfaste et il convient de l'identifier, dans un souci d'apaisement.

Trois mesures emblématiques décrétées durant le confinement peuvent illustrer cette collision, qui a servi de terreau pour alimenter, volontairement ou pas, la confusion épistémique : la fermeture des lieux de culte, la destruction effective des expressions publiques de la culture et l'annihilation des rites funéraires. Attardons-nous sur ce dernier point.

## 3.6. *La désacralisation effective des funérailles*

La crise sanitaire a engendré des situations dramatiques. D'autant que la réalité est abominable : le malade est arraché à sa famille, conduit dans une chambre en isolement où il meurt dans la solitude. Le départ du domicile est le début d'un véritable calvaire, pour le patient et pour ses proches, puisqu'il est synonyme d'un déchirement physique qui ne pourra se solder que par le retour à la maison, dans un futur indéterminé, ou par la mort. La séparation pourra être atténuée par les moyens modernes de communication, mais les contacts réels, eux, seront proscrits. Cela ne signifie-t-il pas aussi, dans un certain nombre de cas, une frustration supplémentaire et des déchirures dans les familles ?

Des cas nous ont été rapportés de personnes ne pouvant pas accompagner leur maman dans leurs derniers instants, pour raison sanitaire. Ou bien encore d'un home qui acceptait la présence d'une seule personne au chevet du mourant. La fratrie devait décider qui serait désigné et qui attendrait devant la porte de l'établissement. Une autre situation, tout aussi dramatique, peut être résumée par cette phrase d'un employé du home : « *Vous pouvez être contente, la chambre de votre maman est située au rez-de-chaussée, vous pourrez la regarder* [mourir ?] *par la fenêtre, tout le monde n'a pas cette chance !* » Le comble est que la fille avait été atteinte et guérie de la Covid quelques semaines plus tôt. Le « savoir officiel », ou sa déclinaison légale, prend ici une dimension qui confine à l'absurde ou à l'abject. D'autant que ces consignes sont parfois appliquées même si le moribond ne souffre pas de la Covid.

Traditionnellement, les cérémonies funéraires sont codifiées, ritualisées et socialement balisées. Même si ces rites varient, ils sont généralisés chez les humains. Les premières sépultures avérées datent de 350 000 ans[41]. Certes, les cérémonies mortuaires ont subi un déclin à la fin du XXe siècle, dans un vaste mouvement de déni de la mort. Toutefois, depuis le début de ce siècle, elles ont connu un regain d'intérêt, comme le mentionne l'anthropologue Olivier Servais : « [...] on constate à partir des années 2000 une volte-face, non pas dans la peur existentielle que génère la mort, mais dans la manière de la célébrer »[42]. Deux

---

41 Crubezy, É., *Aux origines des rites funéraires – voir, cacher, sacraliser*, Paris, Odile Jacob, 2019.

42 Servais, O., in *Masquer le monde...*, *op. cit.*, p. 138.

tendances émergent : un renouveau des rites funéraires et une intimisation de la mort, autrement dit les cérémonies se personnalisent : « [la célébration posthume] célèbre l'individu comme unique à travers des rites funéraires renouvelés sur le mode de l'originalité et la singularité du disparu »[43].

La cérémonie s'appuie moins sur une religion (qui, elle, développait un caractère hautement communautaire) pour s'orienter vers un deuil de dimension personnelle. Ce qui se traduit par des moments participatifs qui permettent de recréer une dimension collective, au départ d'une expérience unique. La dimension collective permet aussi, en cas de décès imprévu, de reconnaître l'injustice de la fin prématurée. Cette tendance lourde prend un coup de frein :

> « Cette dimension collective dans une société de plus en plus atomisée maintient le lien social à travers le partage d'émotions, de valeurs et de souvenirs communs. Mais qu'est-ce qu'une participation collective limitée à quelques spectateurs ? Qu'est-ce qu'une participation émotionnelle avec l'injonction d'une distance d'un mètre cinquante[44] ? »

Avec le coronavirus, les funérailles sont vécues en dehors de tout récit apaisant possible. De plus, la famille ne peut pas faire son deuil, pas même se réunir ou rencontrer des amis. Le temps du deuil est écrasé : les cérémonies sont courtes et la réception qui les suit traditionnellement est interdite. Les proches ne le sont plus que par des écrans interposés. Le deuil est lui-même confiné, réduit à un inhumain *télédeuil*. Les électrons d'*e-deuil* apportent-ils une consolation réelle aux familles éplorées, peuvent-ils remplacer les accolades et le sentiment d'être porté par le corps social ? Il est raisonnable d'en douter.

Notre société a ainsi privé de nombreuses familles de funérailles dignes de ce nom avec « [...] au final un sentiment d'incomplétude du rituel : celui de n'avoir pas pu vraiment dire adieu »[45].

---

43 *Ibidem*.
44 *Ibidem*, p. 141.
45 *Ibidem*, p. 147.

Nous pensons que ce mépris des rites et leur écrasement au nom du « savoir officiel » sont une illustration de la collision épistémologique en ce sens que la mesure laisse entendre que seul le corps matériel compte, au détriment d'autres conceptions du monde. Ce que Servais énonce autrement :

> « Pourtant, dans un état pluraliste, où d'autres visions du monde sont reconnues comme légitimes, on ne peut priver des proches ou des parents d'une forme de célébration en présence du mort. La possibilité de rendre hommage à son défunt est un droit pour chaque citoyen, et il doit être un devoir pour l'État de le faire respecter[46]. »

Olivier Servais y voit un risque pour le lien social et donc une fragilisation collective. Les mesures sanitaires interdisent les rassemblements au nom du danger qu'ils représentent pour la propagation de la maladie. L'anthropologue développe une vision pessimiste de l'avenir, si la rhétorique du « zéro risque » s'implante durablement. Il note au passage que le placebo numérique qui est proposé pour pallier la diminution des relations sociales cache des outils de contrôle au profit des gardiens du ghetto hygiéniste.

Il conclut en rappelant que

> « hors du risque de mort, point d'humanité. C'est celui-ci qui nous confère notre liberté et conditionne l'exercice de notre libre arbitre. Mais cette mort peut autant être biologique que sociale, individuelle que communautaire. Ne pas percevoir cette dialectique, ce serait en quelque sorte bâtir un second déni, le déni de l'humain comme être intrinsèquement collectif, d'être ne trouvant à exister et à se déployer qu'en société ».

La fin de son texte prend une tournure dans laquelle on pourrait également entrevoir l'ouverture d'une porte vers le complotisme :

> « Et dans cette voie sans issue que nous prenons, le chemin n'est pas si lointain où ce monde ressemblera à un écosystème technologique sécurisé, dominé par une minuscule, mais puissante élite transhumaniste qui continuera sa course à l'immortalité. Et face à elle

---

46 *Ibidem*, p. 150.

> rampera une immense majorité d'atomes solitaires déshumanisés, reliquats d'humanités en perdition, vivotant sans perspective, dans une pénombre existentielle, à la merci d'un environnement appauvri et dégradé[47]. »

## 4. Conclusion : des portes ouvertes vers le complotisme

Le surgissement du coronavirus et le déploiement de la crise sanitaire ont suscité des inquiétudes et des besoins d'explications. Toutes les grilles d'analyses ont donc été lancées pour tenter de maîtriser cette sinistre maladie inconnue. La science institutionnelle, qui a engrangé des succès indéniables, tant théoriques que pratiques, a rapidement été chargée par le pouvoir politique de proposer son « savoir ». Science et politique ont ainsi fondé ensemble le « savoir officiel » qui est utilisé lors de la crise sanitaire.

Mais les questions soulevées par l'émergence de cette épidémie sont tellement nombreuses et les réponses officielles si parcellaires et parfois même contradictoires qu'elles offrent une nouvelle vie à d'autres systèmes explicatifs. Il est frappant de voir réapparaître aujourd'hui des propos comme « cycle de vie du virus », voire « volonté ou objectif du virus », « apprendre à vivre avec le virus », parfois même « négocier avec le virus ».

Écartés par la science institutionnelle au fil des siècles, et parfois relégués par elle à une sorte de folklore cognitif, les autres discours explicatifs s'inscrivent pourtant dans notre histoire culturelle depuis des siècles et bâtissent des schémas explicatifs dignes, au minimum, de l'intérêt de leurs disciples.

Durant la crise sanitaire, ces courants ont été bafoués, probablement de façon inconsciente, par le discours scientifique dominant, celui du « savoir officiel ». Et ce, malheureusement, de façon répétée : la mort a été désacralisée, la vie a été réduite à des statistiques...

---

47 *Ibidem*, pp. 154-155.

Prenons un exemple. Fin 2020, une experte a affirmé publiquement, pour expliquer que des mesures de restriction ne sont pas si dramatiques : « *Il n'y aura qu'à fêter Noël en avril.* » La formulation peut sembler anodine, voire même constructive, mais elle oblitère totalement la dimension symbolique de cette fête dont la date a été choisie en fonction du solstice d'hiver qui est pourtant un événement rationnel. Vus l'ampleur de la crise et son caractère intime, c'est le grand public, pour la première fois depuis longtemps, qui est impacté par des questionnements sur la validité de la science. L'apparition d'opposants aux vaccins ne signe-t-elle pas la résurgence d'idéologies dont les défenseurs trouvent peut-être là le seul acte politique encore accessible dans un monde conceptuel dont ils ont été exclus depuis plus d'un siècle ?

Ces courants revivifiés par la crise sanitaire et niés par le « savoir officiel » vont ouvrir une double porte vers le complotisme. D'une part, l'anti-déterminisme utilise le doute hyperbolique, faisant jouer Descartes contre lui-même (nous y reviendrons), pour justifier d'autres mesures que celles préconisées par le « savoir officiel ». D'autre part, l'anti-positivisme réintroduit la métaphysique ou la mythologie sous la forme d'un discours explicatif d'un grand complot.

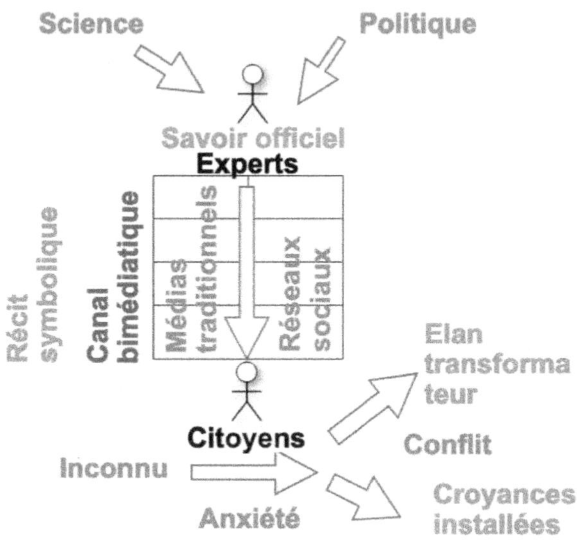

Nous l'avons vu, deux de ces discours explicatifs proviennent d'interprétation du « savoir officiel ». D'une part, dans le sillage d'Agamben, certains peuvent voir le climat anxiogène comme une manœuvre politique pour conserver le pouvoir. Mais le prix à payer serait alors la destruction de l'État, vu le coût exorbitant pour l'économie. D'autre part, la « politique du zéro risque » conduirait à un monde hygiéniste tel que les relations humaines disparaîtraient au profit d'un transhumanisme. Ce cheminement peut en effet fournir un récit explicatif. Mais le fait qu'une certaine catégorie d'individus tire profit de la situation ne signifie pas pour autant qu'ils en sont la cause. Les enfants qui ramassent les pommes tombées sur le trottoir n'ont pas forcément planté le pommier dans le verger voisin. Or le complot exige une volonté pour exister en tant que tel.

Ces portes ouvertes sur le complotisme ne nous semblent donc pas devoir être franchies. Par contre, les risques liés à une réaction délétère face au « savoir officiel », à cause de sa constitution scientifique et politique, et surtout de la confusion idéologique générée, imposent une gestion adaptée de la communication vers le public si l'on veut générer l'« élan transformateur ». Nous allons à présent aborder cette communication.

# Chapitre 3
# Le canal bimédiatique

Poursuivons notre analogie avec l'annonce par un médecin d'une grave maladie à un patient. Nous allons maintenant examiner le moment de la transmission du « savoir officiel ». À l'échelon de la crise sanitaire, il s'agit bien entendu de la communication officielle tentant de générer l'« élan transformateur ». Nous appellerons « bimédia » le canal de transmission qui se compose des deux voies formées d'une part par la presse traditionnelle et de l'autre par les médias sociaux. Nous verrons que trois disciplines de la communication ont été mobilisées pour aider à gérer la situation : communication de crise, communication publique et communication engageante. Ces trois branches présentent des avantages mais également des inconvénients, notamment par rapport aux notions de liberté et de neutralité. Les « bimédias » vont aussi participer activement à un enjeu éthique : l'apparition d'une brisure entre les « bons » citoyens qui respectent les règles et les « mauvais » qui n'en tiennent pas compte.

## 1. Le canal bimédiatique : naissance du bimédia

Nous allons postuler que le « savoir officiel » circule principalement à travers deux canaux : la presse traditionnelle et les réseaux sociaux.

D'une part, nous regrouperons la presse traditionnelle. Celle-ci désigne journaux, radio, télé et sites Web. Pour autant qu'ils soient encadrés par au moins un journaliste et que leur objectif soit de fournir une information de qualité en respectant une certaine déontologie. Par exemple, le journaliste s'engage à respecter les obligations de « [...] diffuser des informations vérifiées ; recueillir et diffuser les informations de manière indépendante ; agir loyalement et respecter les droits des personnes[48] ». Une description complète du rôle du journaliste figure dans le carnet *Code de déontologie journalistique*[49]. On peut y lire à l'article 4 : « L'urgence ne dispense pas les journalistes de citer et/ou de vérifier leurs sources, ni de mener une enquête sérieuse. Les journalistes observent la plus grande prudence dans la manière de diffuser l'information et évitent toute approximation. » Les articles 26 et 27 sont également particulièrement pertinents dans le contexte de cette crise, puisqu'ils stipulent que les journalistes évitent l'intrusion dans les douleurs des citoyens et qu'ils sont attentifs aux droits des personnes fragilisées et de leurs proches. Cette promesse coïncide avec une réception apaisante du « savoir officiel », mais dans quelle mesure est-elle compatible avec les vues permanentes, *ad nauseam*, des salles de soins intensifs ou de convois de camions militaires emportant des cadavres ?

D'autre part, nous aurons les réseaux sociaux sur lesquels il est possible de trouver des personnes qui respectent, consciemment ou pas, le code de déontologie. Toutefois, force est de constater que les informations qui y circulent ne répondent pas aux critères de ce code de déontologie. Nous

---

48 http://www.lecdj.be/telechargements/Code-deonto-MAJ-2017-avec-cover.pdf (consulté 28 janvier 2021).

49 *Code de déontologie journalistique*, Bruxelles, Conseil de déontologie journalistique, septembre 2017.

prendrons donc comme définition des réseaux sociaux : moyens techniques de diffusion d'une information libre et non soumise à une quelconque déontologie. On pourra y voir des images encore plus traumatisantes, voire insoutenables.

Ces définitions ne sont pas extrêmement rigoureuses. Elles ne permettent par exemple pas de classer automatiquement le site du *Soir* dans la catégorie de la « presse traditionnelle », puisque la possibilité qui est offerte aux internautes de réagir aux articles ouvre la porte à la transmission d'informations peu ou non traitées déontologiquement. Il n'entre pas du tout dans nos intentions d'exclure *Le Soir* de la catégorie « presse traditionnelle », mais de commencer à introduire ce que nous allons démontrer : les deux catégories s'entremêlent souvent pour former un inextricable « bimédia ». Car ce duo ne peut ni fusionner ni être séparé.

### *1.1. L'impossible union entre presse et réseaux sociaux*

Depuis plusieurs années déjà, presse traditionnelle et réseaux sociaux s'observent et s'interpénètrent. La radicalité de la nouveauté de ce virus, l'ampleur de la crise et son caractère vital ont pu laisser penser à un nouvel essor de la communication, une sorte d'union sacrée informationnelle, au nom de la survie. Journalistes et internautes se sont retrouvés, au moins dans un premier temps, à égalité. Les premières images venues de Chine ne transitaient pas par la presse traditionnelle, mais bien par des réseaux sociaux.

Cette égalité pouvait rappeler l'utopie originelle du Web : créer une agora mondiale. Presse et médias sociaux auraient pu s'allier pour transmettre la « science imposée ». Or, si nous avons parfois assisté à des alliances passagères, la méfiance réciproque a souvent dominé.

En avril 2019, Bruno Patino a développé les relations entre ces deux acteurs dans *La civilisation du poisson rouge*[50]. Il y aborde la question des réseaux sociaux en partant de sa longue expérience de journaliste fasciné par l'avènement de l'Internet. Sa position est particulièrement intéressante, car

---

50 Patino, B., *La civilisation du poisson rouge : petit traité sur le marché de l'attention*, Paris, Grasset, 2019.

il était de ceux qui voyaient dans l'émergence du Web un outil formidable pour améliorer l'agora, pour étendre les interactions entre les individus, mais aussi pour outiller efficacement la presse. Les relations virtuelles auraient pu assurer à la presse son rôle de choisir les sujets et de relater les faits pour transformer la population en citoyens. C'est donc en technophile informé qu'il dresse le bilan de la progression du Web et de la dangereuse dérive des réseaux sociaux. Pour lui, l'utopie initiale s'est transformée en une machine à détruire la société et les individus, au profit d'intérêts commerciaux.

### *Addiction*

Bruno Patino démonte le fonctionnement des réseaux sociaux. Il énonce d'abord les pathologies dont les utilisateurs sont atteints, en particulier l'addiction. Une addiction qui est voulue par les réseaux sociaux grâce à la mise en œuvre de diverses découvertes psychologiques du siècle dernier. Notamment la célèbre expérience du rat de Skinner. Enfermé dans une cage, un rat peut actionner un distributeur. Si ce dernier offre une quantité constante de nourriture, le rat maîtrisera l'appareil et mangera à sa faim. Si ce dernier offre aléatoirement les aliments, alors le rat va s'activer frénétiquement et finir par se gaver sans pouvoir s'arrêter de recommencer. Cette théorie a été exploitée par les casinos et par… les fils d'activités sur Facebook, par exemple, où se mélangent les choses importantes et les inepties. Le rat est incapable de sortir par lui-même de cette situation inconfortable. Et l'humain ? Patino affirme que cette addiction n'est pas un hasard, mais qu'elle répond au contraire à une volonté commerciale. C'est ce qu'il nomme l'économie de l'attention. Le temps devient la denrée la plus rare pour les consommateurs potentiels, il faut donc capter l'attention pour transformer le temps en publicités et achats. Les utilisateurs deviennent dépendants du réseau social parce que ce dernier est conçu pour qu'ils soient rivés à l'écran. Par exemple, en offrant de la dopamine, par les « likes » des autres usagers. Et tous ces comportements sont observés, analysés automatiquement et stockés par seulement quelques opérateurs.

Pour l'auteur, l'utopie initiale d'une agora démocratique élargie par le Web est ainsi détruite par les passions individuelles et par l'accumulation des données et du temps dans quelques mains. Facebook le savait-il ? Zuckerberg affirme que non, rappelant que ses objectifs déclinent la liberté d'expression. Mais Patino, lui, situe en 2008, avec l'arrivée de Sheryl Sandberg et de ses adwords (publicités liées aux données individuelles), le basculement de Facebook vers les pratiques d'addiction.

## *Bulle cognitive*

C'est un fait maintenant souvent évoqué : les algorithmes de recherches finissent par enfermer l'utilisateur dans une bulle dans laquelle ne se trouvent que les gens qui pensent comme lui. « Les algorithmes de recommandation connectent les complotistes entre eux, et les logiques commerciales donnent une prime à l'outrance. L'économie du doute a créé un empire des croyances, devenu le terrain des complots[51]. » Ici aussi, Patino explique les raisons de ce phénomène : à nouveau, l'objectif est de capter l'attention et donc la vente d'espaces publicitaires, tout en plongeant l'utilisateur dans une sorte d'auto-endoctrinement. Dans une intéressante comparaison croisée avec Orwell et Huxley, Patino trouve une autre façon d'expliquer son maître-mot : c'est bien le *1984* d'Orwell qui devient notre réalité, mais par le pouvoir économique plutôt que par l'État. Et la propagande politique qui étouffe la pensée n'est pas générée par un pouvoir étatique, mais par chaque individu. Les idéologies sont donc parcellisées, ce qui rend d'autant plus complexe l'avènement d'une agora. La presse, qui jusque-là pouvait assurer un rôle fédérateur en choisissant les sujets de société, est à présent débordée par la fragmentation des auditoires et par le déferlement des informations. Toutes les informations sont accessibles et donc la presse, qui autrefois fournissait l'information, est aujourd'hui suspectée de cacher de l'information.

---

51 *Ibidem*, p. 122.

### Doute

Le doute s'installe partout. Et ce doute s'inscrit et s'enrichit lui-même dans l'économie de l'attention. Le fruit du doute est moins cher et plus rapide à produire que le résultat de la vérité et il est souvent beaucoup plus attirant. Il accapare donc plus de temps d'attention du consommateur et produit plus d'interactions. On le voit, le constat est sombre et l'ennemi est clairement désigné : l'objectif commercial des réseaux sociaux. Toutefois, cette analyse permet des perspectives positives. Pour Patino, en effet, la dérive n'est pas d'ordre technologique. Il n'y a donc pas de peurs technophobes à développer. Il n'y a pas non plus de grands complots, mais simplement un modèle économique qu'il est possible de combattre pour revenir à l'utopie initiale du Web. Le combat est, au fond, la lutte traditionnelle contre les ravages du capitalisme débridé : imposer des normes, interdire les incitants addictifs (comme on le fait dans les casinos), séparer contenus et publicités, imposer (ou évoquer) des cadres juridiques, proposer de nouvelles formes juridiques... Et toutes ces mesures sont possibles à condition de comprendre les enjeux et de cesser de croire au mythe numérique. Les grandes plates-formes ont un intérêt objectif à ne pas transformer leurs utilisateurs en zombies et donc elles pourraient, elles aussi, participer à ce défi. Combattre ne suffira pas, il faudra aussi se soigner des addictions : en retrouvant du temps pour soi, en apprenant à débrancher les machines ou à réduire leur présence.

*La civilisation du poisson rouge*, publié quelques mois avant le début de l'épidémie, semble annoncer ce que l'on aura vu s'amplifier durant la crise. Comment ne pas établir une analogie entre le rat de laboratoire qui reçoit une quantité aléatoire de nourriture et le téléspectateur attendant les statistiques quotidiennes du virus ? Les bulles cognitives n'ont-elles pas été présentes durant toute la crise ? Sans compter le doute, bien sûr, qui s'est installé plus que jamais.

## 1.2. Interactions permanentes dans le bimédia

Simultanément, le « bimédia » n'a pas cessé de mettre en contact, parfois étroit, « presse traditionnelle » et « réseaux sociaux », au point de les rendre indissociables, l'un s'alimentant ou utilisant l'autre en permanence.

Dans un premier temps, le « savoir officiel » était selon toute vraisemblance lacunaire, car le coronavirus était nouveau et la Covid inconnue. Toutefois, même limitée, cette connaissance existait. La presse traditionnelle s'est donc tournée vers l'autorité scientifique compétente : Sciensano, un organisme inconnu du grand public, tout comme l'étaient les experts. Elle s'est évidemment également tournée vers les politiques qui, eux, étaient connus et bénéficiaient d'une légitimité presque démocratique (« presque » dans la mesure où ce gouvernement n'était pas issu des dernières élections). La presse traditionnelle était donc en phase directe avec le « savoir officiel » et ce dernier aurait pu être transmis.

La situation s'est rapidement embrouillée. La ministre de la Santé, pourtant elle-même médecin, a tout d'abord indiqué que le virus ne constituait pas une menace. Fin février, elle déclare encore que la Belgique est prête[52]. Il faudra aussi compter sur l'invraisemblable épisode des masques et la révélation que la plupart d'entre eux avaient été détruits pour montrer que la possibilité d'une épidémie n'avait, en réalité, pas été prise au sérieux. Sur les réseaux sociaux, on assistera à un déferlement de critiques et autres railleries. Des avis scientifiques minoritaires vont également fleurir sur les réseaux, certains seront alors relayés par la presse traditionnelle.

La presse sera directement impliquée dans la détérioration du « savoir officiel ». Son rôle ne se limitera en effet pas à diffuser le message officiel, elle va le modifier ou le faire modifier. Notamment, ce qui est parfaitement compatible avec sa déontologie, en ouvrant ses tribunes aux querelles d'experts. Ces dernières auraient en effet eu moins d'impact sans leur publication dans des médias importants. Sur les plateaux de télévision, les tensions avec les versions officielles sont souvent palpables, les experts critiquent aussi bien le volet théorique que les décisions prises. Et tout ceci vient retentir dans les réseaux sociaux sur lesquels les

---

52 https://fr.businessam.be/maggie-de-block-sur-le-coronavirus-la-belgique-est-prete/.

critiques assassines mais polies des experts se transforment en injures.

Presse et experts vont même aller jusqu'à réclamer à Sciensano une version des chiffres utilisable concrètement, donnant évidemment l'impression qu'une partie de l'information était cachée, ce qui se répercutera rapidement sur les réseaux sociaux qui crieront au complot. Il faut attendre fin mars pour que les responsables de Sciensano se décident à publier leurs chiffres dans un format directement utilisable par les autres chercheurs et par la presse[53].

À la fin de la première vague, avec l'arrivée de l'été, un large mouvement de « libération » va se développer et les mesures vont être lourdement remises en cause par le citoyen. Les conditions climatiques, la fatigue accumulée et les chiffres vont faire fleurir de nombreux discours affirmant que l'épidémie est terminée et que la vie doit reprendre son cours. Cette fois, les réseaux sociaux prennent la tête et les discours de libération sont ensuite tempérés, donc repris, par la presse traditionnelle.

Dans ce contexte, lors de la conférence de presse du 24 juillet, le porte-parole interfédéral Covid-19 annonce le décès d'une fille de 3 ans : « Je dois malheureusement vous faire part d'une triste nouvelle. Il y a quelques jours, un enfant de 3 ans est décédé des suites d'une infection au Covid-19. Cette nouvelle nous touche tous profondément, en tant que scientifiques mais aussi en tant que parents[54]. »

Cette dramatique information sera relayée dans la presse, y compris internationale. Rapidement, les réseaux sociaux indiqueront, eux, que la famille ne partage pas ce point de vue. Quelques jours plus tard, le père de la fillette démentira les propos de l'expert dans la presse traditionnelle : « Il

---

53 Montay, J., Am., C., « Suite aux plaintes des scientifiques, Sciensano a fourni un accès ouvert à ses données épidémiologiques », RTBF, 24 mars 2020.

54 « Conférence de presse du centre de crise : "triste nouvelle" et appel à la précaution face à des comportements qui semblent anodins », *L'Avenir*, 24 juillet 2020, https://www.lavenir.net/cnt/dmf20200724_01493638/nouveau-bilan-en-belgique-suivez-la-conference-de-presse-en-direct-video (consulté le 23 janvier 2021).

précise également que sa petite fille souffrait d'une maladie à risque, elle était atteinte d'amyotrophie spinale (SMA), une maladie neuromusculaire d'origine génétique [...] le coronavirus [...] l'a accompagnée, mais [...] le coronavirus [ne l'a pas] tuée. Il ne faut pas effrayer le monde pour rien. C'est beaucoup de show tout ça[55]. »

Il faudra attendre fin octobre pour que l'expert Marius Gilbert s'adresse (enfin) par voie de presse à l'autre côté du bimédia, comme s'il se rendait seulement compte de son existence. Devant l'urgence, il demande aux influenceurs de transmettre eux aussi la « vérité imposée »[56].

### 1.3. *La structure du bimédia génère l'angoisse*

Nous ne détaillerons pas plus avant les interactions permanentes entre les deux antagonistes du « bicanal ». D'autres travaux s'en chargeront certainement. Notre objectif est ici de montrer que ce moyen de communication rend le message extrêmement suspect. Qu'il crée donc une tension entre le « savoir » et le « croire » des citoyens, ce qui génère une anxiété (voir premier chapitre). Une telle tension discrédite profondément la version officielle et renforce la croyance selon laquelle les autorités créent un climat anxiogène.

Cette croyance réapparaît alors sur les réseaux sociaux, notamment par l'usage de certains extraits du *Prince* de Machiavel dont le célèbre « Celui qui contrôle la peur des gens devient le maître de leurs âmes ».

Ce que notre analyse veut montrer, c'est que cette peur n'est pas forcément créée par le Gouvernement[57], ni par les experts, ni par la presse, ni par les réseaux sociaux, mais bien par leurs relations chaotiques, ressenties comme une

---

55 « Le Papa de la fillette de 3 ans décédée : “ce n'est pas le coronavirus qui l'a tuée, il l'a accompagnée” », *L'Avenir*, 25 juillet 2020, https://www.lavenir.net/cnt/dmf20200725_01493950/le-papa-de-la-fillette-de-3-ans-decedee-ce-n-est-pas-le-coronavirus-qui-l-a-tuee-il-l-a-accompagnee (consulté le 23 janvier 2021).

56 « “Il est minuit moins une” : face à l'urgence, Marius Gilbert lance un appel à l'aide aux influenceurs pour faire passer le message et “sauver des vies” », RTBF, 23 octobre 2020.

57 Ce qui n'empêche pas que certains hommes politiques pratiquent « l'effet de choc ».

source d'anxiété par le public. De la même façon qu'un diagnostic incertain ou imprécis, voire contradictoire, génère la peur chez le patient.

## 2. Trois types de communication

La communication mobilisée pour ce type d'événement doit comporter plusieurs aspects : la communication de crise, bien sûr, mais également la communication publique et la communication engageante. Certains pourraient invoquer également la communication scientifique, toutefois nous ne la retiendrons pas ici, car sa temporalité et son public cible sont très différents de la transmission rapide du « savoir officiel ».

### *2.1. Communication de crise*

Naturellement, la communication de crise a été la première à intervenir. Le terme de crise laisse entendre le surgissement d'un phénomène brutal et violent. Nul doute que l'apparition du coronavirus répond à cette définition. L'étymologie du mot renvoie aux notions de « jugement » et de « décision » dans des situations conflictuelles.

La communication de crise s'est développée ces dernières décennies notamment dans les entreprises qui rencontrent des difficultés majeures : défauts de produits, panne informatique, OPA, destruction de l'environnement...

Les conséquences peuvent être délétères pour l'organisation, c'est pourquoi la communication de crise est classiquement gérée au sein de la communication générale et fait donc l'objet de préparatifs. La crise ne vient donc pas par hasard. Thierry Libaert le confirme dans sa définition : « Phase ultime d'une suite de dysfonctionnements, la crise est un événement mettant en péril la réputation et la stabilité d'une entreprise[58]. »

L'Organisation mondiale de la santé (OMS) et l'Union européenne (UE) exigent que chaque État membre dispose

---

[58] Libaert, T., *La communication de crise*, 5e éd., Paris, Dunod, coll. « Les topos », 2020, p. 7.

d'une structure capable de faire face à toute crise sanitaire[59]. La communication fait partie intégrante de la réponse que les États doivent préparer pour faire face aux crises. En Belgique, les communicateurs publics fédéraux disposent d'ailleurs d'une brochure spécifique pour baliser leur action : *Faire face à la crise : guide pratique pour communiquer en cas de crise*[60]. Cette brochure a été largement suivie en Belgique durant la crise sanitaire.

Parmi les recommandations formulées, celle-ci se rapproche de notre vision :

> « En tant que professionnel de la communication, il vous appartient de définir le ton du message et de veiller à la dimension humaine de celui-ci. Souhaitez un bon rétablissement aux victimes et à leurs proches ou faites preuve de compassion. La rapidité ne peut pas être une excuse pour heurter le citoyen ou pour accuser des collaborateurs d'une erreur humaine, par exemple. Évitez toute déclaration pouvant heurter les convictions religieuses ou philosophiques, la langue, l'identité culturelle ou ethnique d'un groupe au sein de la société[61]. »

L'importance de tenir compte des « croyances installées » pour transmettre le « savoir officiel » est également présente dans la brochure :

> « Les médias sociaux peuvent jouer un rôle crucial en amplifiant la crise et en mobilisant – ou pas – l'opinion autour du sujet de crise. Mais ils peuvent aussi s'avérer un allié efficace : confrontée à une crise, l'organisation a plus de chances de faire entendre sa voix et d'attirer la clémence de ses communautés si elle a eu la possibilité de tisser au préalable des liens et des relations de confiance[62]. »

Toutefois, aucune piste n'est mentionnée pour y parvenir.

---

59 Pour une description de cette structure : https://www.sciensano.be/fr/a-propos-de-sciensano/situation-durgence-et-intervention.

60 *Faire face à la crise, guide pratique pour communiquer en cas de crise*, Bruxelles, SPF Chancellerie du Premier ministre, coll. « COMM », n° 7, 2016.

61 *Ibidem*, p. 42.

62 *Ibidem*, p. 19.

Le but général, par contre, est très clair et est rappelé en conclusion : « L'objectif étant, *in fine*, de préserver l'image de l'organisation, sa légitimité et ses relations de confiance avec ses stakeholders[63]. » Cet objectif ne doit pas nous surprendre, il se retrouve d'ailleurs tout au long de l'ouvrage de M. Libaert – même si ce dernier laisse entrevoir que la crise, en s'appuyant sur la traduction chinoise du terme, à savoir « danger » et « opportunité », peut « [...] receler les conditions d'une dynamique positive pour transformer un mode de management, conquérir des parts de marché, améliorer son image »[64].

Tout comme les communicateurs de crise sont au service de leur société dans le domaine privé, ils le sont aussi dans le secteur public. Mais dans ce dernier, une nuance de taille doit être apportée. Pour le grand public, le Gouvernement, sauf en période d'Union nationale ou de pouvoirs spéciaux, représente l'État mais n'est pas, à lui seul, l'État. De la même façon, les experts n'incarnent pas leurs disciplines de façon définitive, puisque le doute est constitutif de la science.

La communication de crise peut donc être perçue comme un carcan par ceux et celles qui veulent exprimer leurs désaccords, politiques ou conceptuels, et qui se retrouvent face à une machine qui ne leur laisse pas cette liberté. Ce qui, dans un régime démocratique, pose question.

Pour être menée à bien, la communication de crise a mobilisé les ressources disponibles, dont celles fournies par la communication publique qui, elle, est davantage garante de la neutralité politique et idéologique.

### 2.2. *Communication publique*

La communication publique a pour principal objectif de transmettre des informations émises par une instance publique à destination d'un groupe de citoyens. Cette information initiale présente le mérite de reposer sur une assise solide puisqu'elle a été forgée dans un creuset démocratique, souvent une assemblée législative ou, éventuellement, une autorité politique, mais pour des

---

63 *Ibidem*, p. 45.
64 Libaert, T., *op. cit.*, p. 17.

décisions prises dans le cadre de son mandat exécutif. Cette information à émettre est par ailleurs consignée dans le *Moniteur belge* ou dans les procès-verbaux d'instances officielles, ce qui autorise une validation rigoureuse via des recoupements critiques par chaque citoyen qui le souhaite.

La communication promotionnelle du politicien ou de son parti, que d'aucuns qualifieront de propagande, relève de la communication politique, qui constitue une autre discipline. Nous admettrons dans notre démonstration que cette communication politique est négligeable devant les enjeux sanitaires. Cela ne signifie pas que les politiciens n'ont pas veillé à leur image, mais ce fait ne nous semble pas primordial.

Plus largement, la communication publique se caractérise également par sa neutralité. Car les États modernes sont nés de la nécessité de se séparer des convictions religieuses qui avaient déchiré l'Europe. Les fonctionnaires sont donc soumis à une neutralité religieuse et philosophique.

D'autre part, la communication publique s'adresse à des citoyens, pas à des clients, et elle ne cherche pas à vendre, mais à informer ou à favoriser des comportements visant l'intérêt général. Si les citoyens sont concernés par une mesure, alors ils devront être prévenus avec une égalité de traitement. Ceci se traduira, par exemple à Bruxelles, par la traduction des consignes en 22 langues différentes, même si cette ouverture peut être sujette à débat dans un pays qui ne compte que trois langues officielles.

L'information véhiculée par la communication publique est donc authentiquement citoyenne, elle peut être vérifiée par tout un chacun, son émetteur est connu et doit rendre des comptes et elle n'entre pas dans le cycle du profit. *A priori*, le « savoir officiel » entre dans cette catégorie d'information. Mais est-il neutre ? Pour cela, il faut considérer que la science est neutre, ce qui, comme nous l'avons vu[65], ne relève pas de l'évidence. Les communicateurs publics sont outillés, notamment via des dispositifs réglementaires, pour « neutraliser » la propagande politique. Par contre, ils ne

65 Voir chapitre 2.

disposent d'aucune technique pour mettre en cause la neutralité de la science.

### *Réseaux sociaux et fracture numérique*

La communication publique est coutumière des relations avec la presse[66]. Les journalistes connaissent les porte-parole et les institutions, ce qui permet d'alimenter, avec une certaine efficacité, le canal d'information.

En ce qui concerne les relations avec les réseaux sociaux, les communicateurs publics sont confrontés à un problème mal connu : l'inégalité de traitement engendrée par la fracture numérique. Les technologies modernes offrent des facilités indéniables pour assurer des transmissions d'informations à grande échelle. Ces nouveaux moyens se présentent souvent comme plus écologiques (le remplacement d'une brochure par un site Web, par exemple) et plus économiques. Les budgets ont donc tendance à les favoriser. Cette fascination peut escamoter une évidence : une grande partie de la population précarisée ne dispose pas d'un accès efficace à ces nouvelles technologies. De plus, les fragmentations des publics créées par les algorithmes des réseaux sociaux hypothèquent une distribution équitable de l'information.

Durant la crise, les communicateurs publics ont été rapidement mobilisés et se sont montrés très présents. Ils ont pu offrir leurs réseaux pour diffuser les messages. Toutefois, leur principale activité a consisté à assurer la communication interne dans les administrations. Le grand public, lui, a plutôt été mis en contact avec les porte-parole pour les rapports de Sciensano. Cette mission a été confiée à des scientifiques qui ne disposent pas des compétences pour ce genre d'exercice, ce qui a provoqué de nombreuses erreurs de communication. À l'issue des comités de concertation, les messages étaient délivrés par les ministres. Le « savoir officiel » était distillé par ses deux racines : le politique et la science.

---

66 Pour la Belgique, le processus est développé dans cette brochure : https://fedweb.belgium.be/fr/publications/cc23_gerer_les_relations_avec_la_presse.

Si communication de crise et communication publique ont été logiquement impliquées, elles étaient complétées par une troisième discipline : la communication engageante. Cette dernière pousse à adopter concrètement les mesures, à favoriser l'engagement qui se définit comme le lien qui unit les individus à ses actes comportementaux.

## *2.3. Communication engageante*

Cette troisième communication est ce que l'on appelle la communication engageante. Il ne s'agit pas seulement que le récepteur soit atteint par l'information, ni même qu'il soit poussé à consommer, mais bien qu'il accepte de changer un comportement. Nous reprendrons la définition de Stéphane Amato et Françoise Bernard :

> « Son principe consiste à diffuser un message persuasif, par les canaux habituellement utilisés, après avoir obtenu de la part des futurs récepteurs un "acte préparatif" engageant et consistant avec le contenu du message. Cet acte préparatoire peut se trouver "matérialisé", notamment par la manifestation d'une prise de décision explicite, dans un important contexte de liberté perçue[67]. »

Notons l'apparition des notions de « message persuasif », « acte préparatif » et « contexte de liberté perçue » qui colorent cette communication. Nous allons les détailler.

### ***Message persuasif***

Les auteurs de cet article rappellent que dans les messages de santé publique, le médecin joue un rôle majeur. Et ils évoquent le colloque singulier qui était autrefois d'inspiration paternaliste et qui a tendance à évoluer vers un modèle délibératif. Cette vision qui se développe aujourd'hui met l'accent sur le dialogue entre le médecin et son patient, instaurant une forme de symétrie entre les deux interlocuteurs pour conduire à un « contrat thérapeutique », qui n'est pas sans rappeler notre « élan transformateur ».

---

67 Amato, S., Bernard, F., « Adhésion, observance et compliance : apports info-communicationnels », in M. Rinn, W. Sherlaw (dir.), *Santé publique et communication*, Paris, L'Harmattan, coll. « Médiation et Information », 2018, p. 27.

Les auteurs insistent sur le fait que cette approche collaborative méconnaît les impacts du fossé de connaissances entre docteur et patient, de la surcharge informationnelle et de la fragilité émotionnelle. Même si cette rencontre reste un événement interpersonnel, elle s'inscrit pleinement dans la réussite des campagnes de santé publique. Pourtant, les traitements préconisés par les médecins ne sont pas respectés : « [...] [en 2014] [...] un Français sur deux ne respecte pas son traitement. Le coût humain est de 8 000 décès par an et le coût financier de 2 milliards d'euros par an, avec 1 million de journées d'hospitalisations induites »[68]. Le constat est amer, voire absurde. L'information a pourtant été transmise et probablement reçue correctement par chacun de ces patients, mais le problème ne se pose pas dans le niveau de connaissance mais bien dans la modification du comportement. « Le constat est net et sans appel : les grandes campagnes d'information ne sont pas réellement efficaces dès lors que les actes et les comportements sont visés[69]. »

### *Acte préparatif*

Un outil qui semble efficace est de considérer le destinataire du message de santé, non plus comme un récepteur, mais également comme un acteur qui va être conduit sur le chemin de la responsabilisation. Et pour qu'il devienne acteur, il doit être invité à poser un premier acte. Cet « acte préparatif » sera d'autant plus efficace qu'il est public, qu'il a du sens et qu'il a été coûteux (en temps, en énergie, en argent...).

Bien entendu, le colloque singulier peut être le moment de cet « acte préparatif », par exemple en laissant un libre choix au patient dans une option thérapeutique. Des expériences montrent que ce petit acte peut se dérouler sur Internet. Ainsi, des individus étaient invités à venir tester un site Internet sur le SIDA et à cliquer « oui » ou « non » à la question : « Et vous, êtes-vous prêt à vous protéger du sida ? » Un distributeur de préservatifs se trouvait à la sortie

---

68 *Ibidem*, p. 26.
69 *Ibidem*, p. 27.

du dispositif. Ceux qui répondaient « oui » emportaient plus régulièrement des préservatifs que les autres.

Ce qui nous intéresse tout particulièrement ici, c'est le fait que ces « actes préparatifs » peuvent être posés dans l'univers virtuel. La « communication numérique engageante » montre une certaine efficacité : « [...] le nombre de "mini-actes" proposés avait une influence sur le taux d'acceptation de la requête qui suivait. Plus précisément, à un temps t, avoir produit sept clics de souris plutôt que deux favorisait la compliance des sujets[70]. »

### *Liberté perçue*

Cette communication et cet acte préparatoire ne peuvent fonctionner que si le récepteur-acteur se perçoit dans un environnement libre. Toute forme de contrainte rend l'acte non voulu personnellement et il affaiblit la vertu d'aide à la compliance.

Si la vaccination avait été rendue obligatoire, la communication engageante aurait été d'emblée moins efficace. *A contrario*, il existe un risque que la communication antivaccin se propage de façon plus rapide car les « actes préparatifs » positifs, de simples clics sur Facebook par exemple, seront posés dans un environnement en apparence plus libre que les mesures restrictives de l'État.

Bien sûr, il est peu probable que la décision gouvernementale d'opter pour la vaccination volontaire ait été prise principalement dans le but de favoriser la communication engageante. Par ailleurs, même si c'est peu probable, car cela signifierait un basculement des risques juridiques, le caractère volontaire de la vaccination pourrait être remis en cause si le taux de vaccination n'était pas atteint de cette façon. Ce changement potentiel de « volontaire » à « obligatoire » modifie le degré de perception de la « liberté perçue ».

Dans son avis publié peu avant le début de la vaccination, le Comité consultatif de bioéthique de Belgique évoque déjà cette possibilité et la justifie :

---

70 *Ibidem*, p. 29.

> « Au plan éthique, la vaccination sur une base volontaire doit autant que possible être privilégiée. Elle reflète l'attachement important de nos sociétés envers la préservation de l'autonomie de la volonté, d'une part, et l'intégrité physique, d'autre part. Néanmoins, le respect de ces deux valeurs doit être articulé avec la solidarité qui conduit à considérer, comme déjà évoqué, l'immunité collective comme un bien commun, et impose un devoir de protection à l'égard des plus fragiles. Sans ce devoir de protection, cette solidarité risquerait d'être un vœu pieux[71]. »

Dans sa conclusion, le même avis stipule clairement la nécessité d'informer correctement les citoyens sur l'impact de leur décision de vaccination sur la collectivité. Il insiste aussi sur le fait que cette communication reste le devoir des autorités publiques. Il soutient ces dernières :

> « [...] dans l'élaboration d'une campagne d'information qui ne peut se concevoir uniquement comme un plan de communication et devra couvrir tout à la fois les questions les plus pressantes des citoyens tout en n'omettant pas le lien qui existe entre les choix de chacun et la protection de tous[72]. »

## *2.4. Deux difficultés spécifiques à la communication en santé publique*

Les campagnes de santé publique présentées ne sont pas reçues de façon similaire dans la population, comme le notent les professeurs Rinn et Sherlaw :

> « À un point que ces campagnes de communication sont considérées comme un outil incontournable de la politique de santé publique, même si elles sont probablement insuffisantes pour induire des changements de comportement recherchés auprès des publics cibles. On peut même penser qu'à court terme ces campagnes de masse prêchent davantage aux convaincus, tendant à favoriser l'état de santé

---

[71] Avis n° 75 du 11 décembre 2020 relatif aux repères éthiques en vue du déploiement de la vaccination anti-Covid-19 au bénéfice de la population belge, Comité consultatif de bioéthique, p. 13.

[72] *Ibidem*, p. 31.

> des couches supérieures de la population déjà bien portante[73]. »

Ainsi, la communication en santé publique sert davantage de rappel pour les personnes déjà sensibilisées plutôt que d'outil pour toucher un nouveau public.

D'autre part, la promotion de la santé publique va, au nom de l'amélioration du corps social complet, promouvoir l'exclusion de ceux qui refusent les consignes. Michael Rinn mentionne ce fait :

> « Au nom du bien commun, l'action préventive de l'État se fait dans l'intérêt de tous, alors que – implicitement – elle ne peut concerner que l'intérêt de certains, aussi majoritaires soient-ils. D'un point de vue éthique, l'action de l'État est paradoxale puisqu'elle est un vecteur d'inégalités grandissantes entre ceux qui adoptent les nouvelles normes éthiques et les autres[74]. »

L'apparition d'un « bien social » et d'un « mal social » risque d'attiser des tensions. Il suffit de penser aux délations qui ont déferlé contre les voisins qui prenaient des libertés par rapport aux restrictions. Ces tensions devraient pourtant être évitées par le Gouvernement.

## 2.5. *Les nudges*

Et si la solution pour forcer l'engagement se trouvait dans les nudges ? Ces petits coups de pouce mentaux qui nous influencent sans avoir besoin de notre accord conscient pour parvenir à leur fin. Ils ont été formalisés dès 2008 par l'économiste Richard Thaler (prix Nobel d'économie) et le professeur de droit Cass Sunstein. Le nudge trouve ses origines dans la psychologie et l'économie comportementale. Ce type d'outils peut susciter les peurs de contrôle des masses populaires par la science, mais il a plutôt été conçu pour soutenir le fonctionnement de l'économie de marché. Le journal *Le Point*[75] a révélé que les gouvernements anglais

---

73 Rinn, M., Sherlaw, W., « Santé publique & communication », in Id. (dir.), *Santé publique et communication*, *op. cit.*, p. 7.

74 *Ibidem*, p. 132.

75 Woessner, G., « Emmanuel Macron et le pouvoir du "nudge" », *Le Point*, 8 juin 2020.

et français avaient eu recours à des pratiques de ce genre en créant des « nudges units ».

Barbara Stiegler s'insurge contre ces technologies qui, selon elle, s'opèrent en dehors du débat public et représentent donc une menace pour la démocratie. Pour elle, la question lexicale s'intègre dans le nudging :

> « Au lieu de recueillir la volonté générale des citoyens, et au lieu de contribuer à sa formation en intensifiant le débat public, le pouvoir s'applique, avec l'aide de l'industrie médiatique, à construire une vaste "manufacture du consentement". Dès le mois de mars, on assista ainsi à la fabrication industrielle d'un nouveau lexique. Reprenant la technique des nudges, celle d'une modification des comportements par une modulation des environnements, cette nouvelle langue était chargée de conditionner intimement nos façons de penser [...] En implémentant cette langue nouvelle dans nos propres manières de parler, qui allaient opposer de manière binaire la "distanciation sociale" et le "relâchement", [...] "le civisme" et "le rassurisme" [...] en redessinant à travers elle l'opposition manichéenne entre le règne du Bien et celui du Mal [...] imposant une adhésion immédiate aux consignes et désactivant tout examen critique, public et privé, par les consciences[76]. »

À notre connaissance, le nudging n'a pas été appliqué de façon massive en Belgique, mais la question soulevée par la critique de Barbara Stiegler reste d'une grande pertinence : l'urgence de la communication peut-elle justifier l'utilisation de techniques potentiellement dangereuses pour la démocratie ? L'utilisation des nudges ne pousse-t-elle pas la société sur une « pente savonneuse », sachant que les techniques ont souvent eu des conséquences sociétales imprévisibles et non souhaitées par leurs créateurs ?

Richard Thaler et Cass Sunstein évoquent les critiques qui peuvent leur être destinées, notamment celle de cette perte de contrôle démocratique, dans le 15e chapitre de leur

76 Stiegler, B., *De la démocratie en pandémie...*, *op. cit.*, pp. 27-28.

ouvrage *Nudge : comment inspirer la bonne décision*[77]. Ils se défendent avec vigueur de toute intention malveillante :

> « L'argument de la pente savonneuse est particulièrement convaincant quand il n'est pas possible de distinguer la ligne de conduite proposée de solutions odieuses, inacceptables ou terrifiantes. Mais, comme les paternalistes libertaires maintiennent la liberté de choix, nous pouvons affirmer avec conviction que notre approche est diamétralement opposée aux formes les plus critiquables d'intervention gouvernementale[78]. »

Pour éviter la plupart des problèmes liés au mauvais usage des nudges, parfois appelés dans ce cas « dark nudges » ou « sludges », les auteurs veulent s'immuniser en recourant à la transparence, qui n'est autre que le principe de la publicité de John Rawls. Ce principe « [...] interdit au gouvernement de choisir une politique qu'il ne pourrait ou ne voudrait pas défendre publiquement face à ses propres citoyens »[79]. Il constitue donc un « excellent fil conducteur pour fixer les limites et les conditions d'application de la méthode douce, tant dans le secteur public que dans le secteur privé »[80].

Toutefois, la « liberté de choix » et la « transparence », présentées comme des garde-fous contre la pente savonneuse, existent-elles vraiment en contexte de crise sanitaire ? Si le refus de respecter les consignes est pénalisé, s'agit-il encore d'un choix ? Et si la transparence du Gouvernement conduit à des statistiques scientifiques, est-ce un choix qu'ils devraient défendre ?

Dans le cadre de cet essai, nous nous en tiendrons à retenir qu'il est essentiel, pour que l'utilisation du nudge soit démocratiquement admissible, qu'elle soit contrôlée par le Parlement.

---

77 Thaler, R., Sunstein, C., *Nudge : comment inspirer la bonne décision*, trad. M.-F. Pavillet, Paris, Vuibert, mars 2010.

78 *Ibidem*, p. 226.

79 *Ibidem*, p. 234.

80 *Ibidem*, p. 235.

## 3. Conclusion

Le « savoir officiel » va donc emprunter un canal composé de deux médias qui s'interpénètrent sans cesse : la presse classique d'une part et les réseaux sociaux de l'autre. Les informations transmises par l'un sont réutilisées par l'autre puis réinjectées et examinées à nouveaux frais, dans un mouvement qui semble presque perpétuel. Ce bicanal est gardé d'un côté par des journalistes. Si leur présence rassure une partie du public, elle est perçue par d'autres comme une entrave à la libre circulation de l'information. Nous retrouvons ici le paradoxe qui avait été soulevé par Klein à propos des citoyens qui se méfiaient de la science rigoureuse au nom du doute. Ici, ce sont les journalistes qui sont suspectés d'être, par leur rôle même de modérateurs et de vérificateurs de l'information, ceux qui la maquillent. Le bicanal ne dispose actuellement pas des moyens pour sortir de ce paradoxe.

Durant la crise, les réseaux sociaux ont aussi vu surgir des gardiens. En effet, les responsables ont tenté une formule pour réduire le phénomène : l'exclusion de certains contenus. Cette nouvelle forme de censure est instaurée par des employés du réseau social, à l'aide d'algorithmes. Cette pratique, qui s'intensifie et qui est allée jusqu'à bloquer le compte d'un président des États-Unis, peut également susciter des inquiétudes. Ces censeurs d'un genre nouveau devraient eux-mêmes être soumis à un code de déontologie, comme celui auquel sont tenus les journalistes. De tels freins à la liberté d'expression seront toujours suspects, aussi louable l'intention de départ soit-elle. Les complotistes pourront y trouver de quoi renforcer leur théorie.

Le bicanal est sans conteste un média complexe à gérer et à anticiper. Pourtant, il est devenu incontournable dans notre univers numérique. Les trois communications mobilisées, de crise, publique et engageante, ne peuvent pas se passer de lui. Au contraire, elles doivent parvenir à l'alimenter pour y faire transiter le « savoir officiel ». La communication de crise peut effectivement trouver un outil puissant dans ce bimédia pour transmettre dans l'urgence des informations, mais elle se trouve confrontée à une difficulté majeure. La communication de crise transmet un message dont la finalité est d'assurer la survie de l'organisation qui l'émet. Or le bimédia ne partage pas cet objectif, ses utilisateurs peuvent donc se sentir dupés par le « savoir officiel » qu'ils reçoivent et le percevoir comme une propagande, ou bien un indice de l'existence d'un « complot ». La période de grâce durant laquelle le bicanal sera parfaitement à la disposition du « savoir officiel » ne dure que tant que la survie même de la population est en jeu et que le « savoir officiel » est le seul disponible. Cette temporalité est très courte, trop courte sans doute pour que le récepteur ait le temps de traverser sa courbe du deuil.

La communication publique se trouve elle aussi face au bicanal et elle va y être confrontée à une autre difficulté, celle de la neutralité de son action. En effet, elle devrait, parce qu'elle provient d'un organe étatique, être neutre. Or, dans le bicanal, la quantité d'avis, de commentaires et d'expertises est tellement élevée que même la science traditionnelle va y être traitée comme une approche non neutre de la réalité. Et la résurgence d'autres discours explicatifs[81] justifie une demande de neutralité accrue, ou recouvrée, de la part des émetteurs étatiques. Cette neutralité par rapport à la science se double d'une autre difficulté : la neutralité par rapport à la technologie. Il ne faut pas oublier, en effet, l'existence d'une fracture numérique qui rend une partie de la population inaccessible par le bimédia. L'usage de la lettre ou d'autres techniques moins numériques devrait dont être envisagé.

Enfin, la communication engageante constitue la pierre angulaire pour l'adoption des mesures. Il s'agit de transformer le citoyen en acteur, autrement dit le responsabiliser. Son rôle est essentiel et délicat. En effet, la communication engageante va être accueillie chez le récepteur par des constructions cognitives déjà bien présentes, avec lesquelles elle va devoir pactiser. Quelles sont ces constructions cognitives, cette « croyance installée » ? Ce sera le sujet du chapitre suivant.

---

81 Voir chapitre 2.

# Chapitre 4
# Croyances installées

Nous l'avons vu, lorsque le « savoir officiel » se présente, via le « bicanal », au récepteur, il est aussitôt confronté à des croyances déjà installées ; certaines favoriseront l'acceptation, d'autres pas. Nous allons simplement lister quelques éléments qui nous semblent pertinents pour notre analyse. Poursuivons notre analogie. Lorsque le médecin annonce le diagnostic à son patient, ce dernier réagit avec les connaissances et le vécu qui sont les siens. C'est ce que nous nommons les « croyances installées ». Nous allons montrer comment elles peuvent constituer un frein, ou un moteur, pour la réception et l'acceptation du « savoir officiel ». Il ne s'agira pas ici de détailler ni même de synthétiser l'ensemble du travail réalisé par les sciences humaines et sociales. Nous nous contenterons de mentionner quelques éléments qui nous semblent spécifiques à la crise actuelle, c'est-à-dire ceux qui concernent la constitution et la transmission du « savoir officiel ».

# 1. Capacités cognitives

## *1.1. La littératie*

Il est utile d'introduire à ce stade le concept de littératie et d'en prendre la définition fournie par l'OCDE : « Aptitude à comprendre et à utiliser l'information écrite dans la vie courante, à la maison, au travail et dans la collectivité en vue d'atteindre des buts personnels et d'étendre ses connaissances et ses capacités[82]. »

Appliquée à la crise sanitaire, il s'agit de la capacité à accéder aux informations, les comprendre et les évaluer dans la perspective de maintenir ou d'évaluer sa santé ou celle de ses proches.

L'OCDE a réalisé une vaste étude qui a montré les lacunes profondes dans la population : « Même les sociétés les plus économiquement avancées sont donc déficitaires au chapitre des compétences en littératie. Entre le quart et les trois quarts des adultes n'arrivent pas à atteindre [...] une compétence minimale pour composer avec les exigences de la vie et du travail d'aujourd'hui[83]. »

Plus troublant encore, les personnes qui disposent d'un faible niveau de littératie estiment rarement que leurs lacunes posent problème.

Le niveau de scolarité de l'individu et celui de ses parents constituent un élément essentiel pour déterminer la littératie d'un individu. Mais l'acquisition de la littératie continue après l'école. Le rapport évoque les activités de lecture et les rencontres, par exemple dans des associations. Le monde du travail qui exige une adaptation des collaborateurs est un moteur de la littératie. Car la capacité au changement est un atout pour le travailleur. « On observe donc une intensification de l'offre et de la demande de compétences spécialisées. Tous ces changements supposent que les travailleurs doivent posséder des compétences générales de base et qu'ils doivent régulièrement les mettre à jour et les

---

82 *La littérature à l'ère de l'information*, Rapport final de l'enquête internationale sur la littérature des adultes, 2000.

83 *Ibidem*, p. XIII.

compléter par des compétences spécifiques au moyen de la formation et de l'acquisition continue du savoir[84]. »

La littératie constitue un élément clé dans une réception active et volontaire du « savoir officiel ». Elle se construit tout au long de la vie et trouve des bases solides dans l'enseignement. Mais son niveau est très variable et donc des inégalités vont rapidement se creuser. Ces dernières entraîneront à leur tour des réactions très variées.

### 1.2. *L'anxiété et la peur*

Notre analogie initiale relevait bien qu'un individu qui se sent malade va être habité par une anxiété jusqu'au moment où le diagnostic sera émis par le soignant. Cette anxiété diminue alors. Mais si le diagnostic tarde ou est imprécis, l'anxiété s'installe chez le malade. Or, à l'échelle de la crise sanitaire, le diagnostic est assimilé au « savoir officiel ». Ce savoir a varié à plusieurs reprises, notamment sur la question des masques qui sont passés du registre de l'inutile à celui d'obligatoire. Bien sûr, certains y verront du surréalisme ou de l'incompétence mais d'autres, ou les mêmes, ressentiront de l'anxiété.

Notre analogie montre ici une faiblesse. En effet, une personne malade est rarement soumise durant l'attente du diagnostic à un déferlement incessant de commentaires dramatiques sur sa potentielle maladie. Or, depuis l'apparition des premières images venues d'Italie et montrant des personnes couchées dans les services de soins intensifs, les médias ont émis une telle masse d'informations catastrophiques qu'un climat anxiogène s'est installé.

L'anxiété générée par l'attente d'un diagnostic clair et le climat médiatique anxiogène ont provoqué la peur chez de nombreux citoyens. On se rappellera par exemple les scènes de panique comme l'épisode des rayons de papier toilette dévalisés. Et cette peur est mauvaise conseillère en ce qu'elle complique la prise de recul et pourra pousser certains vers l'irrationalité.

---

84 *Ibidem*, p. 11.

Tout le monde, et c'est heureux, n'a pas sombré dans la peur ou l'irrationalité. Toutefois, il faut noter ici un effet paradoxal induit par une stratégie de la peur. Certains gouvernements peuvent avoir été tentés d'augmenter la perception du danger de la maladie pour favoriser une prise de conscience de la population et donc un meilleur respect des consignes par le citoyen. Dans un climat déjà anxiogène, une telle peur supplémentaire atteindra parfois l'objectif d'adhésion, mais parfois aussi renforcera une fuite vers l'irrationalité comme la seule échappatoire pragmatique. Le risque est alors de jeter les citoyens apeurés dans les bras d'autres types de connaissances. Le vécu émotionnel réduit notre faculté de jugement : « [...] la crédulité s'accroît face à des explications péremptoires, décontextualisées et non étayées ou face à des remèdes miracles. Les informations tronquées, frelatées, manipulées, les théories du complot qui offrent des explications limpides à un phénomène terrifiant, s'infiltrent donc allègrement dans les flux et les esprits[85]. »

### 1.3. *Crédules et récits*

Le sociologue Gérard Bronner étudie depuis plusieurs années le fonctionnement de ce qu'il nomme le marché cognitif, c'est-à-dire l'offre quasiment infinie d'informations de tous genres et de toutes qualités que les technologies modernes ont mis à notre disposition, dans un marché de l'information dérégulé. Dans une vidéo de promotion de son nouvel ouvrage *Apocalypse cognitive*[86] paru en janvier 2021, Bronner signale que les éléments basés sur la crédulité y circulent six fois plus vite que les vrais objets informationnels. Et cela parce que ces éléments s'emboîtent mieux avec la partie la plus intuitive de notre cerveau, celle qui est la moins rationnelle, donc, mais aussi parce qu'ils s'adossent à des formes de représentation du monde simples et rapides. Parmi nos invariants mentaux figure l'incapacité de résister à une incomplétude cognitive.

---

85 « La littératie en santé des populations à l'épreuve de la Covid-19 : le défi de l'évaluation de l'information », *Éducation Santé*, n° 367, juin 2020.

86 Cf. *Gérald Bronner – Apocalypse cognitive*, Librairie Mollat.

La curiosité est solidement ancrée en nous et peut nous pousser à des actes étonnants. Une expérience japonaise a montré que des personnes acceptaient de recevoir des décharges électriques pour connaître le secret d'un tour de magie. Grâce à l'imagerie cérébrale, les chercheurs ont montré que cette incomplétude cognitive « retrouvait des mécanismes neuronaux semblables à ceux de l'appétit de nourriture [...]. Dès lors, l'expression "j'ai soif de savoir" prend un sens bien concret »[87].

On se souviendra par exemple de cette célèbre réplique « Qui a tiré sur J.R. ? », qui montre peut-être le mieux l'impact que peut avoir la non-connaissance de la fin d'une histoire. Ce besoin, ancré profondément en nous, va nous pousser à favoriser les raisonnements qui sont ordonnés de façon telle qu'ils créent une histoire. Les différents récits qui forment le récit final gagnent tous en crédibilité en interagissant les uns avec les autres. Ceci génère une difficulté majeure pour le « savoir officiel », car il s'inscrit difficilement dans une histoire, la fiction étant disqualifiée au profit de la rigueur scientifique. Alors que les autres récits, parmi lesquels les variantes complotistes ou les religions, rivalisent d'imagination pour séduire les consommateurs du marché cognitif.

Le « savoir officiel » gagnerait donc à s'entourer d'un imaginaire pour s'imposer dans la bataille des récits. Remarquons que cela a été le cas lorsqu'il a été annoncé que le vaccin était la création d'une chercheuse qui avait été mise sur le côté et qui avait persévéré dans sa quête de la vérité. Vraie ou fausse, cette information construit un récit.

Gérard Bronner mentionne deux autres invariants mentaux qui ne jouent pas non plus en faveur du « savoir officiel » : l'attrait pour la sexualité et l'intérêt pour la conflictualité. Le premier n'est guère compatible avec les mesures sanitaires préconisées et le deuxième ne s'avère pas très efficace pour unir les efforts. Notons que, preuve que cet invariant est bien présent, nous nous souvenons bien plus des querelles d'experts que de leurs accords.

---

87 Bronner, G., *Apocalypse cognitive*, Paris, PUF, 2021, p. 156.

## 1.4. Biais

Ces invariants mentaux se doublent d'une difficulté intellectuelle née de l'existence de biais cognitifs. Dans *L'empire des croyances*, Gérard Bronner passe en revue plusieurs biais cognitifs dont certains sont renversants. Ils nous menacent tous, comme l'illustre le biais du survivant. Les ingénieurs anglais durant la Seconde Guerre mondiale examinaient les avions qui rentraient du combat. Ils voulaient renforcer les parties abîmées lors de la mission pour constituer un engin plus performant. Jusqu'à ce qu'un ingénieur fasse remarquer que les avions sur lesquels les dégâts étaient constatés étaient ceux qui rentraient à la base. Or, pour connaître les dégâts délétères, il faudrait examiner les avions qui ne rentrent pas à la base. Les parties à renforcer étaient celles qui causaient la destruction de l'appareil. Nous commençons par évoquer ces biais pour montrer que les scientifiques peuvent aussi en être les victimes, mais leur formation et leur pratique en collégialité les habituent à traquer et à corriger ces biais.

Les personnes soumises à l'infodémie, c'est-à-dire à une avalanche d'informations, ne sont pas formées pour détecter les biais.

Cette information massive soumet l'utilisateur à un biais très ancien, celui de confirmation. L'usager a tendance à collectionner les éléments qui confirment ce qu'il pense déjà, en excluant les avis opposés. Et ce phénomène augmente avec la quantité d'informations disponibles, vu que le nombre de preuves va augmenter. Sur les réseaux sociaux, ce phénomène va être démultiplié par l'existence des algorithmes qui gèrent la constitution de ce qui apparaît sous les yeux de l'internaute. Ces algorithmes ont pour principal objectif de capter et de conserver l'attention de l'usager, ils vont donc offrir des éléments audiovisuels qui lui plaisent, le faisant entrer dans une boucle sans fin d'autorenforcement.

Il convient de noter que l'importance accordée aux biais cognitifs oriente non seulement l'anthropologie mais également la politique. Autrement dit, un homme cognitivement fragile peut avoir besoin de réconfort et d'enseignement ou d'encadrement et de mise sous tutelle. C'est ce dernier point que dénonce Barbara Stiegler dans son tract. Elle note que le libéralisme a viré au néolibéralisme dans les années 1930 et que l'une des caractéristiques de cette mutation est que l'homme n'est plus considéré par les dirigeants comme un *homo economicus* mais plutôt comme un acteur irrationnel. Ce qui se traduira par le besoin de renforcer le pouvoir des États.

> « [...] une espèce humaine lestée de "biais cognitifs" et incapable de choix rationnels. Mais ce faisant, [ces nouveaux économistes] offriront à l'entêtement du pouvoir dans le même programme une sorte de caution scientifique. Car pour ces nouveaux économistes en effet, c'est toujours la déficience épistémique des populations, et jamais celle des pouvoirs dominants, qui est censée expliquer le basculement dans un monde de crises permanentes[88]. »

Nous souhaitons construire notre argumentation sur la base de la reconnaissance de l'existence de biais cognitifs, constitutifs de l'homme, mais en nous démarquant de l'idée que ces biais devraient être gérés sans reconnaissance de l'autonomie de l'individu moderne. Les citoyens, malgré leurs biais cognitifs, peuvent de surcroît utiliser le marché cognitif lui-même pour se rapprocher du réel. Bronner ne dit pas autre chose dans son œuvre de 2018 :

> « Mon avis est que si les croyances fausses peuvent toujours [...] paraître, pour les individus qui y adhèrent, être confirmées par le réel, il n'en reste pas moins que les croyances vraies auront plus de facilité qu'elles, en général, à l'être. Par conséquent, si à court terme, il n'y a pas de corrélation mécanique entre l'assentiment collectif et la vérité, à long terme, en cas de possibilité de concurrence, la probabilité que le marché cognitif fasse émerger un progrès de la connaissance est grande. Il est donc très discutable d'observer "à la loupe" certains aspects du marché cognitif pour en déduire qu'il est globalement irrationnel au prétexte que localement, le mensonge l'emporte sur la vérité[89]. »

---

88 Stiegler, B., *De la démocratie en pandémie : santé, recherche, éducation*, Paris, Gallimard, coll. « Tracts », n° 23, janvier 2021, p. 26.

89 Bronner, G., *L'empire des croyances*, Paris, PUF, coll. « Quadrige », 2018, p. 256.

### 1.5. *Sophisme paresseux*

Le sophisme paresseux développe un autre substrat qui rejette l'incrustation du « savoir officiel ». Dans la crise sanitaire, il s'exprime de la sorte : « *Pourquoi respecter des mesures ? De toute façon, si je dois attraper la maladie, je l'attraperai !* » ou bien « *De toute façon, le virus s'installera partout.* » Il s'agit ici d'une attitude qui confine à la métaphysique puisqu'il s'agit d'attribuer des propriétés cachées au virus, voire d'invoquer une forme de destin ou de prédestination. Cette attitude s'oppose bien entendu au positivisme du « savoir officiel » et constitue donc une résistance. Elle avait été formalisée dès 1710 par Leibniz :

> « Les hommes presque de tout temps ont été troublés par un sophisme que les anciens appelaient la raison paresseuse, parce qu'il allait à ne rien faire, ou du moins à n'avoir soin de rien, et à ne suivre que le penchant des plaisirs présents. Car, disait-on, si l'avenir est nécessaire, ce qui doit arriver arrivera quoi que je puisse faire. Or l'avenir, disait-on, est nécessaire, soit parce que la divinité prévoit tout, et le préétablit même, en gouvernant toutes les choses de l'univers ; soit parce que tout arrive nécessairement par l'enchaînement des causes ; soit enfin par la nature même de la vérité qui est déterminée dans les énonciations qu'on peut former sur les événements futurs, comme elle l'est dans toutes les autres énonciations, puisque l'énonciation doit toujours être vraie ou fausse en elle-même, quoique nous ne connaissions pas toujours ce qu'il en est. Et toutes ces raisons de détermination qui paraissent différentes, concourent enfin comme des lignes à un même centre : car il y a une vérité dans l'événement futur, qui est prédéterminé par les causes, et Dieu la préétablit en établissant les causes[90]. »

## 2. Positionnement idéologique

À côté de ces facteurs qui influencent notre comportement de façon non consciente, d'autres critères entrent en ligne de compte à titre individuel et volontaire pour accueillir favora-

---

90 Leibniz, *Essais de théodicée*, Paris, Alcan, 1900, t. 2, p. 6.

blement, ou pas, le « savoir officiel ». Il s'agit plutôt ici des environnements cognitifs auxquels le citoyen adhère volontairement.

## 2.1. *Perception de la science*

La science est devenue une entité très complexe qui a engrangé de magnifiques victoires, mais également d'éclatantes catastrophes. On trouve depuis des décennies dans l'imaginaire collectif le mythe du savant fou, à l'instar du docteur Frankenstein et celui du sauveur de l'humanité comme pourrait l'être le professeur Tournesol. L'idée d'une science nécessairement motrice de progrès n'est plus uniformément partagée. Elle inspire parfois même la méfiance ou le rejet. La probité des scientifiques est régulièrement mise en doute, surtout lorsque leur discipline est impliquée dans des enjeux économiques ou stratégiques majeurs. Dans le domaine médical, la question se pose presque systématiquement de la relation que la recherche entretient avec l'industrie pharmaceutique.

### *Agnotologie*

Certaines de ces critiques qui s'étalent aujourd'hui sur les réseaux sociaux sont étudiées depuis le début du XXI^e^ siècle par l'agnotologie. L'origine de cette dernière provient de l'étude des méthodes utilisées par l'industrie du tabac pour « favoriser » la recherche scientifique durant le XX^e^ siècle pour générer non pas la connaissance mais le doute. L'objectif final de l'opération consistait à instiller dans la population l'idée qu'il n'existait pas de consensus scientifique autour de liens entre tabagisme et cancer. Cette manœuvre a fini par être démasquée publiquement et a fait l'objet d'une condamnation, accompagnée par l'obligation de dévoiler toutes les études[91]. L'ampleur de la supercherie a été ensuite dénoncée, notamment dans le livre et le film *Les Marchands de doute*, des historiens des sciences Naomi Oreskes et Erik M. Conway[92].

---

91 Ces documents sont accessibles sur www.tobaccoarchives.com.

92 Le sujet sera également popularisé en France par le reportage *La fabrique de l'ignorance*, de Franck Cuvelier et Pascal Vasselin, France,

Rober Proctor, un autre historien des sciences, a étudié les origines des controverses scientifiques et techniques et la façon dont elles sont entretenues. Sur ces bases est née l'agnotologie. Cette dernière se conçoit à partir de la question « Pourquoi ne savons-nous pas ce que nous ne savons pas ? ». Elle peut aussi se définir comme la discipline qui « prend pour objet la production culturelle de l'ignorance qui n'est alors plus simplement conçue comme l'absence de connaissance, mais comme le travail actif et organisé d'acteurs dominants cherchant à protéger leurs intérêts »[93].

Toutefois, comme le signale Proctor lui-même, l'étude de l'ignorance peut s'appliquer à au moins trois phénomènes : la non-connaissance, l'occultation de certains enjeux de recherches pour des raisons non préméditées et la production intentionnelle d'ignorance. La question de l'intention dans la production de l'ignorance est évidemment essentielle, car elle divise profondément la discipline.

> « Une chose peut être "produite", résulter d'actions intentionnelles, sans être elle-même visée : on peut par exemple estimer que la science "produit" de l'ignorance parce qu'un bon programme de recherche ouvre des questions fondamentales pour lesquelles il n'y a pas de réponse, et révèle donc des ignorances qui ne seraient pas apparues sans lui ; on peut aussi dire que si des pistes ne sont pas explorées, que ce soit en raison d'un manque de moyens, de personnel, ou encore parce qu'elles s'opposent à des préjugés puissants ou des "cultures épistémiques" on aura alors en fin de compte de la science qui n'aura pas été faite, et corrélativement une production d'ignorance. Une chose peut également être produite car visée intentionnellement, en faisant l'objet d'une stratégie plus ou moins explicite. À vrai dire, l'opposition entre ces deux inflexions de l'agnotologie [...] fait aujourd'hui l'objet de vives controverses. Certains tenants du primat de la première compréhension estiment parfois que les historiens

---

Arte, 2020, https://www.youtube.com/watch?v=6IGVqsnxCE0&t=3410s.

93 Jas, N., « Agnotologie », in *Dictionnaire critique de l'expertise*, Paris, Presses de Sciences Po, coll. « Références », 2015, p. 33.

sensibles à la deuxième endossent une “logique conspirationniste”[94]. »

L’agnotologie veut étudier l’ignorance et en se livrant à cette mission, elle renforce la connaissance générale. Mais en reconnaissant l’existence d’ignorance imbriquée dans la science, que ce soit volontairement ou par un effet de la méthode, elle donne un crédit de rang rationaliste aux idéologies antisciences.

Les théories complotistes trouvent partiellement un terreau dans cette discipline, par exemple en imaginant que le « savoir officiel » déployé durant la crise est en réalité produit par les firmes pharmaceutiques, à des fins davantage économiques que scientifiques. Or la technique utilisée par les « marchands de doute » consiste à instiller le doute pour poursuivre des activités néfastes à la santé publique. Mais dans le cas de la crise sanitaire, à qui profiterait le doute ? Qui aurait intérêt à diffuser du doute par rapport aux consignes si ces dernières sont vouées, *in fine*, à renforcer le pouvoir de dirigeants déjà en place ? Il faut imaginer des forces politiques ou économiques opposées à la santé publique et qui auraient, simultanément, des intérêts financiers ou politiques à tirer d’un chaos cognitif. Le bon sens semble indiquer que de telles forces n’existent pas, mais le bon sens n’empêchera pas certains d’imaginer des complots. Les conspirations alors proposées pour répondre aux critères peuvent s’échelonner de l’extrême gauche à l’extrême droite, sur fond eugéniste, sécuritaire ou capitaliste. Dans ces hypothèses qui s’apparentent parfois à du délire, les sciences sont souvent suspectées d’être à la merci du pouvoir occulte dénoncé, comme elles ont pu l’être avec les industries du tabac.

L’attaque est basée sur une accusation paradoxale. Les sciences n’utiliseraient pas correctement le doute : soit parce qu’elles ne douteraient pas assez, soit parce qu’elles douteraient trop, et créeraient donc, dans les deux cas, de l’ignorance. Le paradoxe vient du fait que les accusateurs, eux, se dispensent allègrement d’utiliser le doute rationnel et se contentent d’une certaine cohérence pour bâtir leur récit

---

94 Girel, M., « Mirowski, les “fake news” et l’agnotologie », *Zilsel*, n° 3, 2018/1, pp. 202-203.

explicatif. Ce dernier pouvant toujours se justifier, *in fine*, comme suit : la plus belle preuve que le complot a réussi est justement le fait qu'il ne laisse aucune preuve.

### *Désenchantement*

Les sciences, surtout celles parfois qualifiées de « dures », attirent moins les étudiants. Comme le relevait déjà Max Weber au début du siècle dernier, la science a participé au désenchantement du monde. Et en évinçant les explications magiques qui embellissaient le monde, elle a offert un savoir plus rigoureux, parce que basé sur le doute, la raison et la méthode. Les systèmes explicatifs développés par la science décrivent le réel avec une puissance exceptionnelle et ils présentent la caractéristique de pouvoir se modifier, voire disparaître. Cette capacité sera perçue comme une force ou comme une faiblesse. Certains voient toute la puissance de pouvoir réviser les vérités pour s'en approcher, d'autres y voient l'incomplétude permanente de la démarche.

Tout ceci pourrait se résumer par cette question : la science n'explique pas forcément tout le réel, alors pourquoi le « savoir officiel » serait-il la bonne réponse dans cette crise sanitaire inédite ? Nietzsche pourrait sembler soutenir cette interrogation. En effet, dans *Humain, trop humain*, il propose une section intitulée « L'avenir de la science ». Il y déplore que la science enthousiasme moins le public.

> « Si la science procure toujours moins de joie par elle-même, et retranche toujours plus de joie par la suspicion qu'elle jette sur les consolations de la métaphysique, de la religion et de l'art : alors se trouve appauvrie cette source du plaisir, la plus grande, à laquelle l'humanité doit presque toute sa condition humaine. C'est pourquoi une culture supérieure devra donner à l'homme un cerveau double, en quelque chose comme deux cavités cérébrales, l'une pour sentir la science et ensuite une pour sentir la non-science : juxtaposées à l'abri de la confusion, séparables, cloisonnables : c'est là une exigence de santé[95]. »

---

95 Nietzsche, *Humain, trop humain I*, trad. Patrick Wotling, Paris, GF Flammarion, 2019, sentence 251, p. 274.

Nietzsche développe l'importance de deux approches de la connaissance et insiste sur leur complémentarité :

> « Dans un domaine se trouve la source de la force, dans l'autre le régulateur : on doit chauffer au moyen d'illusions, de partialités, de passions, et il faut à l'aide de la connaissance scientifique prévenir les conséquences malignes et dangereuses d'une surchauffe[96]. »

Si cette union interactive n'est pas respectée, alors l'avenir s'assombrira :

> « [...] l'intérêt pour le vrai cessera à mesure qu'elle octroiera moins de plaisir ; l'illusion, l'erreur, la fantasmagorie, regagneront pied à pied, parce qu'elles sont liées au plaisir, le terrain sur lequel elles régnaient autrefois : la ruine des sciences, la rechute dans la barbarie est la conséquence qui s'ensuivra immédiatement : l'humanité devra recommencer de nouveau à tisser sa toile, après l'avoir, telle Pénélope, détruite la nuit. Mais qui nous garantit qu'il en trouvera toujours la force ? »[97]

## 2.2. *Perception de la politique*

L'une des sources du « savoir officiel » se trouve dans la politique. Or, aujourd'hui, la politique souffre d'un manque de confiance de la part de la population. En particulier, les politiciens sont soupçonnés de ne pas défendre l'intérêt général, mais d'être avant tout conduits par des logiques personnelles ou de partis. Les personnes qui soutiennent un parti pour des raisons idéologiques deviennent de moins en moins nombreuses. Toutefois, les positionnements politiques continuent à exister. Par exemple, l'individualisme, fondement de nos sociétés modernes, est-il compatible avec des mesures sanitaires contraignantes ? Faut-il se soumettre à l'autorité ou bien, au contraire, se rebeller et assurer une opposition politique au pouvoir en place ?

Prenons l'exemple du port du masque qui a soulevé quelques polémiques au début de l'épidémie. Certes la mesure, sortie du Moyen Âge et transposée d'épidémie en épidémie, semble

96 *Ibidem.*
97 *Ibidem*, pp. 274-275.

désuète. Mais ne pas porter le masque fera-t-il avancer la science ? Certes, nous pouvons avoir l'impression que la loi a été prise et imposée dans un contexte juridique peu démocratique. Mais ne pas respecter cette loi fera-t-il avancer la démocratie ? Certes, la disparition de nos visages constitue une violence extrême, au moins symbolique, qu'il faut savoir endurer. Mais offrons-nous au Gouvernement cette dégradation temporaire de nos relations sociales ? En tire-t-il un quelconque profit ? Il ne faut pas oublier que si le port du masque est interdit en dehors de la période du carnaval, ce n'est pas par hasard : les responsables de la sécurité n'aiment pas les masques. En quoi subitement le masque deviendrait-il une preuve de soumission ? Certes, la résistance au pouvoir en place peut faire progresser la société, la rendre plus juste et plus humaine, mais ne pas porter un masque est-il vraiment un geste qui contribue à rendre notre monde plus humain ? Faire courir des risques aux individus les plus fragiles est-il un acte d'humanisme ? Voire un acte de liberté ? Ceux qui veulent poser des actes de résistance face à des mesures coercitives et injustes ne manquent pourtant pas aujourd'hui de sujets de débats authentiquement politiques. Le masque, paradoxalement, pourrait alors être un véritable outil de propagande. Puisqu'il est obligatoire, il pourrait être orné par des revendications. On a rarement l'occasion de pouvoir s'exprimer tout haut sans prononcer un mot, c'est pourtant ce que nous offre le masque. Les publicitaires ont déjà bien compris tout l'intérêt de ce bout de tissu qui devient un écriteau. Alors, pourquoi les résistants ne le transformeraient-ils pas en étendard politique ? Il y a tant de mots de résistance à écrire sur sa bouche…

## 2.3. *Perception du bimédia*

Les médias font également l'objet d'une confiance très variable. La *Convention européenne des droits de l'homme* leur accorde un statut enviable dans son article 10 : « Véritable[s] “chiens de garde publics”, les médias doivent être particulièrement protégés[98]. » Ironie du sort ou pas, c'est également cette notion de « chiens de garde » qui est

[98] *Convention européenne des droits de l'homme*, article 10.

utilisée en 1932 par le philosophe communiste Paul Nizan dans son pamphlet du même nom. Le sens en est très différent, il s'agit ici de conspuer les philosophes (principalement idéalistes) qui ont troqué, ou plutôt vendu, leur rôle de révolutionnaire pour devenir défenseurs intellectuels de la bourgeoisie.

> « Les philosophes d'aujourd'hui rougissent encore d'avouer qu'ils ont trahi les hommes pour la bourgeoisie. Si nous trahissons la bourgeoisie pour les hommes, ne rougissons pas d'avouer que nous sommes des traîtres[99]. »

Par extension, Nizan vise également la presse bourgeoise. Ce thème sera repris en 2011 par le film documentaire de Gilles Balbastre et Yannick Kergoat *Les nouveaux chiens de garde*[100]. Le film, largement documenté, dénonce les dérives de la presse lorsque cette dernière s'écarte des vertus qu'elle entend promouvoir : pluralisme, indépendance et objectivité. Les auteurs entendent dénoncer la marchandisation de l'information, notamment en montrant les collusions entre la presse et la finance. Ce film a été diffusé en salle, et a même figuré parmi les finalistes du César du meilleur film documentaire en 2013.

Il illustre bien une défiance à l'encontre de la presse. Cette défiance s'exprimera parfois avec plus de véhémence par l'usage du terme « merdia » dont on comprend le sens sans avoir besoin de recourir à l'étymologie.

Les réseaux sociaux ne bénéficient pas non plus d'une grande crédibilité. Les informations qu'ils laissent transiter sont suspectées à la fois d'être filtrées et de... ne pas l'être : victimes de la censure et, paradoxalement, d'un déferlement d'informations non contrôlées, comme dans un café du commerce.

---

99 Nizan, P., *Les chiens de garde*, Paris, Agone, coll. « Éléments », 2012, p. 169.

100 Balbastre, G., Kergfoat, Y., *Les nouveaux chiens de garde*, http://ekladata.com/phUA8og2sBYsyVN32lx9wvFlQYE/LNCDG-journal.pdf.

## 3. Le changement

Les résistances internes, plus ou moins conscientes, et les postures des individus forment une masse, les « croyances installées », qui pourraient sembler indépassables vu ce que nous avons présenté dans les sections précédentes. D'autant que nous n'avons même pas voulu être exhaustif. Toutefois, ceci ne signifie pas que le changement est impossible. Il existe de nombreuses techniques pour modifier les comportements des individus.

Les sciences humaines et sociales disposent d'une grande expertise pour aider les humains à modifier leur comportement et acquérir de nouvelles compétences. Piaget, Vygotski, Maslow, Lewin, Ardoino... sont utilisés pour l'apprentissage et pour les changements. Des techniques de marketing peuvent également être mobilisées. Ces méthodes poursuivent une longue tradition qui s'enracine dans notre capacité naturelle à nous adapter à notre environnement. Cette tradition passe depuis des siècles par l'éducation, l'école et l'apprentissage.

Nos cerveaux sont capables de s'adapter et de faire preuve de résilience. Pour reprendre la définition de Boris Cyrulnik, il s'agit de « la capacité d'une personne ou d'un groupe à se développer bien, à continuer à se projeter dans l'avenir en dépit d'événements déstabilisants, de conditions de vie difficiles, de traumatismes sévères ». Il ne s'agit pas de retrouver la situation initiale, mais bien de rebâtir une nouvelle vie, suite à l'émergence d'une contrainte majeure. Le processus prendra un certain temps, mais il est possible. Cela correspond, dans notre analogie, à ce que nous avons appelé le « savoir extatique ».

> « La résilience est un processus multifactoriel issu de l'interaction entre l'individu et son environnement, comprenant des variables internes au sujet (structure psychique, personnalité, mécanismes défensifs...) et des variables externes (caractéristiques de l'environnement socio-affectif). Il en résulte des formes de résiliences spécifiques résultant d'un

> processus dynamique et évolutif qui est propre à chaque sujet[101]. »

La professeure de psychologie, Marie Anaut, a dressé la liste des caractéristiques qui contribuent à faciliter la résilience à titre individuel : habilité de résolution de problèmes, autonomie, capacité de distanciation face à un environnement perturbé, compétences sociales, empathie, altruisme, sociabilité, popularité et perception d'une relation positive avec un adulte. Au-delà de cette résilience individuelle, dans le cas de la crise sanitaire de la Covid, il existe également des facteurs de résilience sociale.

Parmi les niveaux de résilience sociale, on peut citer : les pairs ; la communauté sociale : école, quartier… ; la communauté religieuse ou idéologique ; la société et la culture.

Parmi les formes de résilience sociale, on peut retenir : solidarités, attentes élevées, implication active, valeurs d'entraide et de tolérance sociales et diversité des supports et des ressources sociales.

Il est particulièrement inquiétant de constater que les mesures préconisées par les gouvernements ont détruit ou fortement affaibli la plupart des moyens de résilience sociale.

Cyrulnik, grand spécialiste français de la résilience, propose en 2004 la métaphore des trois casseurs de cailloux pour expliquer le cheminement de cette guérison. Le premier trouve son métier stupide et douloureux, le deuxième le trouve fatigant, mais avec l'avantage d'être en plein air, et le dernier le trouve intéressant, car il sait qu'il bâtit une cathédrale.

Marie Anaut complète :

> « Ce qui est important pour le développement de la résilience c'est, non seulement le regard que les personnes portent sur elles-mêmes face à l'adversité, leur perception de la situation, leur projection dans l'avenir, etc., mais également le regard que l'on porte sur les sujets blessés. Ainsi, les considère-t-on

---

[101] Anaut, M., « Le concept de résilience et ses applications cliniques », *Recherche en soins infirmiers*, vol. 82, 2005/3, pp. 4-11.

> seulement comme des casseurs de cailloux ? Ou bien comme de possibles bâtisseurs de cathédrales[102] ? »

## 4. Conclusion

Les croyances installées sont innombrables. Certaines se jouent de nous et nous conditionnent parfois à notre insu. Nous sommes aussi dépendants de nos choix volontaires, de nos engagements politiques et idéologiques, de notre niveau de confiance dans les politiciens, les scientifiques et les médias. Mais des échappatoires sont possibles, notamment par une éducation permanente et une bienveillance de la part de ceux qui disposent de l'information. L'individu peut alors recevoir le « savoir officiel » pour le transformer en « élan transformateur » qui sera le chemin de sa résilience, puisqu'il combinera la situation dramatique et les mesures proposées pour se diriger vers une nouvelle vie.

Mais les citoyens ne se trouvent pas à égalité devant l'information. Le niveau de littératie, la capacité de gérer, l'angoisse, la reconnaissance des biais et les positionnements idéologiques créent immanquablement des inégalités de réception de l'information. Les changements auront lieu à des degrés et selon des temporalités très diversifiés.

Le rôle d'un récit explicatif émerge ici de façon ambivalente. D'une part, il donne du sens à la situation et peut permettre, à l'exemple du casseur de cailloux qui se sait bâtisseur de cathédrale, de favoriser la résilience. D'autre part, il va imposer à l'individu une direction qui n'est pas forcément celle que l'émetteur du « savoir officiel » souhaitait.

Depuis des décennies, les grands récits fondateurs s'effondrent, comme l'avait remarqué Jean-François Lyotard dans *La Condition postmoderne* (1979). C'est un constat du même genre que dresse Nietzsche lorsqu'il affirme que la science ne génère plus de plaisir. Peut-être parce que nous sommes incapables de résister à une incomplétude cognitive, certains appellent de leurs vœux l'apparition d'un nouveau récit qui pourrait inspirer la création d'un nouveau lien social. Les discours complotistes répondent à cet appel, mais en

[102] *Ibidem.*

excluant ou en discréditant le « savoir officiel ». Comment ce dernier pourrait-il s'enrober d'un grand récit ? La science pourrait-elle se transformer et les techniques de communication s'adapter à ce changement pour donner naissance à un discours qui serait porté par l'« élan transformateur » de la majorité des citoyens ? Telle est la question que nous allons maintenant nous poser.

# Chapitre 5
# La possibilité d'un récit Covid

L'annonce d'une pathologie grave s'opère idéalement au cours d'un colloque singulier. C'est le moment où le médecin va transmettre le « savoir officiel » à son patient dans les meilleures conditions, car il va pouvoir l'énoncer en tenant compte de la réaction du patient. À l'échelon de la communication autour de la pandémie, il peut sembler illusoire de parvenir à l'équivalent de ce colloque singulier entre le Gouvernement et la population. Nous allons pourtant offrir la possibilité d'un « récit Covid », c'est-à-dire un environnement cognitif qui permet d'intégrer, au long cours, le « savoir officiel », que ce soit celui de la Covid-19 ou des prochaines pandémies. Pour y parvenir, nous allons d'abord examiner comment sciences et stratégies de communication pourraient évoluer.

## 1. Épidémiologie ou santé publique ?

Il nous faut tout d'abord lever une confusion possible. Même si elle a été extrêmement médiatisée tout au long de la crise, l'épidémiologie n'est pas la seule science à avoir été mobilisée par les autorités. En tous les cas, elle ne devrait pas l'être.

Ce qui est sans doute plus troublant, ce sont les caractéristiques de la science épidémiologique. En 2019, Arnaud Fontanet, en inaugurant la première chaire de Santé publique au Collège de France, trace le rôle joué par sa spécialité dans la société :

> « L'épidémiologie est la discipline scientifique qui étudie en population la répartition des maladies et leurs déterminants. L'épidémiologie est résolument orientée vers l'action, les résultats des études visant à contrôler les maladies[103]. »

Il détaille deux volets : l'épidémiologie descriptive qui surveille les maladies et les modélise et l'épidémiologie analytique qui étudie les déterminants des maladies.

La double définition de l'épidémiologie laisse entrevoir un problème majeur. Il est question de surveiller une maladie et d'étudier ses déterminants. Mais, contrairement à ce que le nom de la discipline indique, il ne s'agit pas de gérer l'épidémie, mais seulement la maladie à l'exclusion des impacts sociétaux de cette dernière. Une incompréhension naît peut-être de l'attente citoyenne vis-à-vis de la science. Certes, le citoyen s'attend à ce que la maladie soit maîtrisée le plus rapidement possible, mais il attend également que la situation soit gérée dans sa globalité, ce qui n'est pas le champ de compétence de cette science.

La question se pose alors : qui surveille et mesure les conséquences des décisions prises pour endiguer l'épidémie ? Pour s'en tenir au domaine médical : par qui et quand l'afflux dans les services psychiatriques a-t-il été modélisé ? Qui a calculé le coût humain des reports des traitements ?...

En tant que discipline, la santé publique est la discipline qui est en charge d'une **approche scientifique** de toutes ces questions. Toutefois, elle n'a que rarement été évoquée, dans les premiers mois de la crise, tant l'accent a été placé sur la

---

[103] Fontanet, A., « L'épidémiologie ou la science de l'estimation du risque en santé publique », leçon inaugurale prononcée au Collège de France le 31 janvier 2019.

survie des individus. En Belgique, c'est Sciensano qui gère ce domaine. L'organisme se targue de plus de 100 ans d'expertise scientifique :

> « Comme notre nom l'indique, la science et la santé sont au cœur de notre mission. Sciensano puise sa force et sa spécificité dans une approche holistique et multidisciplinaire de la santé. Plus spécifiquement, nos activités sont guidées par l'interconnexion indissociable de la santé de l'homme, de l'animal et de leur environnement (le concept "One health" ou "Une seule santé"). Dans cette optique, en combinant plusieurs angles de recherche, Sciensano contribue d'une manière unique à la santé de tous[104]. »

## 2. Synthèse des perspectives

Devant l'ampleur de la crise, d'autres disciplines officielles possèdent des analyses utiles : économistes, logisticiens... Le pouvoir politique se retrouve devant plusieurs disciplines qui peuvent fournir des informations pertinentes et doit, devant l'urgence, choisir celles qu'il va écouter ou, plus précisément pondérer leurs avis. Il est alors clair que la synthèse des expertises ne relève pas elle-même d'une expertise, mais bien d'un choix politique, plus ou moins inspiré ou intuitif mais pas pleinement rationnel au sens de la science moderne. Ceci implique que ceux que le Gouvernement présente comme des experts n'ont pas la légitimité scientifique du niveau de la tâche que le public pense pouvoir attendre d'eux. Et ceci pour une raison toute simple : la discipline scientifique en question n'existe pas. Elle n'est qu'un assemblage politique de circonstance. On verra d'ailleurs en Belgique cet assemblage se modifier et les experts du printemps prendre du recul avec les nouveaux projets durant tout l'été.

Pourrait-on assister à l'émergence d'une approche holistique, voire d'une nouvelle science qui intégrerait les différentes disciplines impliquées dans la gestion de la pandémie ?

---

104 https://www.sciensano.be/fr/a-propos-de-sciensano

L'Académie belge, dans sa déclaration de mai 2020, affirme qu'une meilleure collaboration entre sciences est nécessaire. En effet, l'Académie se positionne, par défaut, sur notre souhait de voir émerger une science de l'épidémie :

> « Les deux Académies nourrissent de vives inquiétudes quant à la mise en place d'un plan solide qui permettrait à la Belgique de faire face à une deuxième vague de contamination voire à l'apparition d'une pandémie d'un autre type[105]. »

Cette préoccupation rejoint la nôtre. La reconnaissance de la nécessité d'un plan solide est une première étape essentielle. Et il est aussi réjouissant de constater que l'Académie se montre disposée à conseiller activement ce plan qui prendrait alors une dimension plus clairement scientifique.

Mais un « plan solide » ne signifie pas pour autant qu'une discipline serait créée pour la circonstance. L'accent est placé sur la collaboration :

> « Les Académies rappellent les atouts que représentent leur pratique régulière de la multidisciplinarité et la présence en leur sein d'experts reconnus internationalement. Plus que jamais la lutte contre le Covid-19 et la gestion des conséquences médicales et sociétales de la pandémie nécessitent le partage des compétences et des expériences[106]. »

La multidisciplinarité est en effet une réponse au moins provisoire à notre questionnement. Mais la question ressurgit : qui choisira les disciplines invitées à participer au plan ? L'Académie ne propose aucune solution, ce qui pourrait pourtant être une démarche constructive.

---

105 https://www.academieroyale.be/fr/declarations-detail/messages/covid-19-academie-royale-medecine-belgique-armb-academie-royale-belgique-arb-reaffirment-importance-leur-mission-avis.-elles-inquietent-decisions-inspirees-par-isciensanoi/ (consulté le 28 décembre 2020).

106 *Ibidem.*

# 3. Un récit par une communication nouvelle

La communication aussi pourrait participer à la construction d'un récit. Mais elle est également soumise à de grands défis que nous allons maintenant développer.

## *3.1. L'usage des mots*

Durant la crise, les mots utilisés ont pu surprendre, car certains termes sont apparus dans le champ lexical public en provenance de disciplines peu connues.

### *Idiomes et traductions*

Des termes anglais ont régulièrement été utilisés, notamment à l'issue des « comités de concertation », sans que leur définition soit apportée : « cluster », « lockdown », « tracing », « registration location form »...

Ces termes sont clairement définis dans leur discipline d'origine, mais que deviennent-ils lorsqu'ils sont livrés au grand public ?

Le terme de « social distancing » en est un bon exemple. La traduction choisie en Belgique de « distanciation sociale » est tout spécialement malheureuse, puisque « distanciation sociale » inclut la notion d'affaiblissement du lien social. Étymologiquement, « social » provient de « socius » qui signifie compagnon ou associé. Aurait-il été impossible de lui préférer l'expression « distanciation physique » ? En France, dès avril 2020, le Premier ministre Édouard Philippe a lui-même utilisé l'expression de « distanciation physique ». Le linguiste Bernard Cerquiglini précise dans une interview au *Figaro* : « Distanciation sociale est une expression malvenue. En anglais, social a gardé son sens étymologique. En français à partir de 1830, il a pris une signification politique. On parle de "question sociale", de "préoccupations sociales" ou encore, de mouvement social[107]. »

---

107 Develey, A., Conrut, C., « "Distanciation physique" ou "distanciation sociale" : quelle formule adopter ? », *Le Figaro*, 29 avril 2020.

De son côté, le ministre de la Culture Franck Riester préconisait le terme de « foyer » contre « cluster ». Pour la sémiologue Mariette Darrigrand, « cluster » peut se justifier :

> « Le cluster est un mot très ancien, qui vient des langues saxonnes. Il traduisait d'abord la fertilité de la nature, capable de se reproduire, comme dans une grappe de raisins. Par métaphore, le terme a ensuite été employé pour désigner un groupe de personnes. Dans les années 1990, le mot est remis au goût du jour pour être appliqué au monde des start-up réunies en grappe autour de la Silicon Valley [...] [cluster] attire l'attention sur la gravité de la propagation et son caractère inédit[108]. »

Le Canada a choisi, lui, de proposer un lexique sur la pandémie de Covid-19 consultable en ligne[109].

Pour que le « savoir officiel » puisse être transmis ou pour qu'un « nouveau récit » puisse être bâti, il est essentiel de forger un langage commun qui ne soit pas lui-même une source de conflits. On notera ici que la définition des mots, ou même la possibilité de nommer, constituent des difficultés théoriques majeures depuis des siècles. Les affrontements se retrouvent en philosophie du langage, en sémiologie et, par extension, entre les disciplines scientifiques et techniques. Le même mot peut recevoir des acceptions très différentes, voire antagonistes. Ces conflits sémantiques peuvent se dérouler sereinement dans un environnement conceptuel supervisé. Par contre, comment sont-ils perçus par le récepteur après avoir traversé le bicanal ? Cette question devrait être l'un des socles de toute communication de crise. D'autant que, comme le souligne Mariette Darrigrand :

> « Lors d'une crise, nous avons plus que d'habitude besoin de créer des termes capables de donner du sens à ce qu'il se passe. C'est d'autant plus vrai avec celle que nous traversons puisque, par rapport à 2008, la crise est généralisée et multidimensionnelle. L'ampleur du renouveau est telle que nous vivons un

---

108 Alavoine, L., « Coronavirus : "cluster", "tracking"... L'anglais s'est-il imposé dans la langue pendant la crise ? », *La Croix*, 19 août 2020.

109 https://www.btb.termiumplus.gc.ca/publications/covid19-fra.html

> changement de paradigme, c'est-à-dire de grammaire, de modèle langagier, avec un vrai effort de vocabulaire. »

Ne pas en tenir compte reviendrait, pour reprendre notre analogie initiale, à considérer qu'il est normal que le médecin qui vous annonce une maladie mortelle utilise des termes incompréhensibles.

### *Non essentiel ?*

Ces termes, souvent anglais, sont importés de sciences et charrient avec eux une paternité inquiétante : ils sont issus des laboratoires et des statistiques. Cela n'est pas neutre car ils associent, au moins symboliquement, les individus à des cellules ou, au mieux, à des rats de laboratoire. Les malades deviennent des « cas » ou les morts des « unités ». La violence sémantique a été particulièrement extrême, principalement au début de la pandémie. Que ce soit clair, cela ne signifie pas que les experts gouvernementaux soient inhumains, ils adoptent plutôt un réductionnisme méthodologique[110]. Il n'en est pas moins que tous ces termes ont été utilisés dans un premier jet. Est-il recommandé de laisser un tel langage structurer le discours officiel ?

Autre écueil, le Gouvernement a trouvé pertinent de distinguer les commerces « essentiels » de ceux qui ne le sont pas. Nous pensons que l'usage de ce terme constitue une offense inutile envers celles et ceux auxquels il faudrait accorder et reconnaître leur vrai statut : celui de l'interdiction. Pourquoi les priver de cette réalité ?

Le terme « essentiel » peut prendre différents sens. Retenons les deux principaux : « qui appartient à la nature propre de » ou bien « nécessaire – indispensable ». Ces deux définitions induisent des différences profondes. En effet, « nécessaire – indispensable » renvoie à des conditions qui doivent être impérativement rencontrées. Et l'on comprend alors que l'alimentation et la santé doivent figurer dans les commerces essentiels. Personne ne se lèvera contre cette évidence.

---

110 Voir chapitre 2.

Mais essentiel signifie aussi « qui appartient à la nature propre de ». Dans le cas présent : « la nature propre de... l'homme ou de la société ». Est-il possible de déterminer la nature de l'homme ? Est-ce possible de se livrer à cet exercice sans y intégrer des valeurs ? Et ces valeurs, elles-mêmes, seront-elles universelles ou bien découleront-elles d'une communauté particulière ? Pour beaucoup de traditions, l'homme possède une nature sociale. L'homme n'est-il pas animal politique, comme le disait Aristote ? Pour respecter la nature humaine et la neutralité de l'État, le Gouvernement devrait donc reconnaître que tous les commerces sont doublement essentiels.

D'une part, les commerces permettent aux citoyens de maintenir un lien social et de pouvoir se livrer à leurs propres valeurs. D'autre part, ils sont essentiels pour la survie des commerçants. Ils sont, en ce sens, essentiels pour des hommes et des femmes, car ils assurent leur survie. À cause de cela, qualifier ces activités de « non essentielles » relève du mépris.

Il ne s'agit pas ici de discuter du bien-fondé politico-scientifique du « savoir officiel ». Le paradigme scientifique en place durant la crise conduit à réduire les contacts pour limiter la propagation du virus. Le choix politique s'est porté, entre autres, sur certains commerces. Mais il s'agit, par contre, de rendre justice aux mots. Ce dont il est vraiment question, c'est d'une interdiction, ni plus ni moins.

Probablement inspiré par une législation ancienne qui les utilisait, le « savoir officiel » a opté pour les termes « essentiel » et « non essentiel ».

Aurait-il pu choisir le terme « sacrifié » ? Classiquement, le sacrifice est une offrande dédiée à une divinité pour s'en assurer la bienveillance. Lors d'une cérémonie, l'objet est retranché du monde pour être intégré au monde sacré. Souvent, cela signifie la destruction de cet objet ou éventuellement la mort d'une personne. Donc l'offrande bénéficie d'une grande valeur au moins symbolique. Son rôle est crucial et bénéfique à toute la société. C'est elle qui rend possible le « sacré ».

Avec cette grille de lecture, pour revenir à la pandémie, les métiers qui sont sacrifiés sont alors ceux qui permettent de sacraliser les personnes fragilisées. En ce sens, ces métiers rétablissent l'équilibre de la Santé publique.

Personne n'a envie d'être sacrifié. Personne n'a envie de sacrifier. Mais le sacrificateur devrait avoir la décence élémentaire de reconnaître que l'offrande est un sacrifice et que donc, peut-être plus que le reste, elle est essentielle à la cérémonie ! Selon cette vision, la société doit le respect et la reconnaissance à tous ces « non-essentiels », parmi lesquels figurait la jeune barbière Alysson.

L'usage du terme « sacrifice » peut sembler tentante en lieu et place de « non-essentiel ». Cependant il porte aussi une charge idéologique plus profonde. En effet, considérer que des hommes sont sacrifiés pour d'autre s'inscrit dans une très longue tradition de religiosité, comme l'avait défini Mircea Eliade dans *Le Sacré et le profane*. Le philosophe y étudie les caractéristiques de la sacralisation du monde, l'omniprésence de la religion et des rites initiatiques et la persistance de ses mythes, même dans un univers désacralisé. Ce qui lui fait dire que le marxisme lui-même est soumis à une forme de religiosité :

> « Le processus de la désacralisation de l'existence humaine a abouti plus d'une fois à des formes hybrides de basse magie et de religion simiesque [...] il suffira [...] de rappeler la structure mythologique du communisme et son sens eschatologique. Marx reprend et prolonge un des grands mythes eschatologiques du monde asiano-méditerranéen, à savoir : le rôle rédempteur du Juste (l'"élu", l'"oint", l'"innocent", le "messager" ; de nos jours le prolétariat), dont les souffrances sont appelées à changer le statut ontologique du monde[111]. »

Eliade permet ici de montrer que l'usage du mot « non-essentiel » et surtout la non-évocation d'un rôle de rédempteur permettent de maintenir le discours dans un contexte areligieux qui garantit une neutralité au niveau de la communication.

---

111 Eliade. M., *Le sacré et le profane,* Paris, Gallimard, coll. « Folio Essais », 1957, p. 175.

La référence à un arrière-monde qu'il faudrait implorer pour obtenir des faveurs n'est pas compatible avec un monde moderne et pluraliste. Par contre, le rappel des efforts spécialement consentis par une fraction particulière de la population devrait être intégré dans le terme utilisé.

C'est pourquoi nous proposons l'usage de l'expression « prohibée » en faisant appel à la mémoire de la « Prohibition » et à son imaginaire, en particulier celui d'évoquer des interdictions provisoires et un climat général moins anxiogène.

### *3.2. La communication d'aujourd'hui et de demain*

La professeure adjointe d'histoire internationale à l'Université de la Colombie-Britannique, Mme Heidi Tworek, a publié en septembre 2020 une passionnante étude dans laquelle elle compare les stratégies de communication dans neuf démocraties. Trois stratégies s'avèrent particulièrement pertinentes : une intervention rapide, ce qui nécessite une très grande préparation, une relation empathique avec les publics (par exemple la compassion avec les personnes décédées) sans stigmatisation de groupes particuliers (par exemple les jeunes) et enfin la reconnaissance de ses erreurs.

Elle a pu dégager cinq grands principes qu'elle regroupe sous l'acronyme « RAPID » pour « Rely on Autonomy, not orders », « Attend to emotions, values and sorties », « Pull in citizens and Civil Society », « Institutionalize communications » et « Describe it democratically ».

Mme Tworek développe son approche lors d'une interview :

> « Premièrement, croire en l'autonomie et non aux injonctions. Nous avons constaté que des directives trop détaillées assorties d'une application trop stricte pouvaient créer une forme de ressentiment à long terme et, finalement, saper la volonté des gens de s'y conformer.
>
> Deuxièmement, tenir compte des émotions, des valeurs et des histoires. Les faits scientifiques sont importants, mais nous traitons beaucoup mieux ces faits s'ils sont porteurs d'une signification émotionnelle et se rattachent à des valeurs sociétales ou à des histoires de personnes qui nous ressemblent.

> Troisièmement, faire appel à la société civile. Trop d'États ont uniquement fait appel aux responsables de la santé publique et aux politiciens pour transmettre leurs messages. Nous avons vu que des pays comme le Sénégal ont plutôt fait appel à des leaders clés de la société civile pour encourager le respect des règles.
>
> Quatrièmement, institutionnaliser les communications. La Corée du Sud et Taïwan avaient appris que les communications sont essentielles pour une réponse efficace de par leurs mauvaises performances lors des précédentes pandémies de MERS et de SRAS. Ils ont réformé leurs systèmes de santé publique pour faire de la communication un pilier central de la réponse dès le départ[112]. »

Le dernier point est celui qui nous intéresse le plus dans le contexte de ce chapitre : la description de la stratégie dans un environnement démocratique, puisqu'il s'agit d'une forme de récit. Or les récits à connotation guerrière s'avèrent moins efficaces que des métaphores plus fédératrices, comme la notion de vague, de tempête, d'équipe ou de course-relais, par exemple. « Il est essentiel que d'autres pays les adoptent, à la fois pour atténuer cette vague Covid-19, mais aussi pour mieux se préparer à une prochaine pandémie[113]. »

La professeure est convaincue que les stratégies développées vont façonner les souvenirs des citoyens : la pandémie aura-t-elle été réglée par une approche démocratique ou autoritaire ? La population aura-t-elle participé ou subi la gestion de la crise ?

Tous ces éléments pourront bien sûr faire l'objet d'évaluations ou de commissions d'enquête, voire de procès. Ils pourront aussi servir à construire un récit. En effet :

---

112 « Quand la démocratie rencontre l'efficacité : communiquer pour mettre fin à la pandémie – trois questions à Heidi Tworek », Interview, 13 novembre 2020, Institut Montaigne, https://www.institutmontaigne.org/blog/quand-la-democratie-rencontre-lefficacite-communiquer-pour-mettre-fin-la-pandemie?fbclid=IwAR0V5p3kA7wMgoiLz3fJWls_q3EXnSbSE5wChm1LZt1sGvBqtjVoSwoFFLw.

113 *Ibidem.*

> « Tout comme l'institutionnalisation, le cadrage démocratique nous prépare mieux à la prochaine pandémie en donnant aux citoyens de nouveaux outils pour faire face à celle-ci. Dans de nombreux pays, nous avons constaté que les histoires de pandémie aidaient les communicateurs à encadrer les événements pour le public. Le plan de lutte contre la pandémie de grippe de la Nouvelle-Zélande, par exemple, s'appuie largement sur les connaissances historiques sur la pandémie de grippe de 1918[114]. »

La communication ne devrait idéalement pas s'arrêter à la fin de la pandémie, mais plutôt trouver une nouvelle voie, en collaboration avec l'enseignement :

> « Seules des communications sanitaires démocratiques efficaces et réfléchies peuvent sécuriser la mémoire publique du Covid-19 de manière constructive, et veiller à ce qu'il renforce la pratique démocratique et la compréhension de soi pour les années à venir[115]. »

## *3.3. La pédagogie des statistiques*

À côté des lettres et des mots, il y a aussi les chiffres, les calculs et cette forme étrange de mathématiques qui se déclinent en probabilités et statistiques. Ces disciplines sont aujourd'hui étudiées dès le cycle secondaire. En couplant les mathématiques avec le cours de biologie (pourquoi pas par une introduction à la biostatistique ?) et celui d'histoire, il serait possible de créer des modules du souvenir qui serviraient à donner au « récit Covid » une dimension institutionnelle. L'excellent ouvrage déjà cité de Mathieu Corteel pourrait constituer la charpente d'un cours de ce genre[116].

---

114 Tworek, H., Beacock, I., Ojo, E., « Democratic Health Communications during Covid-19: A rapid Response », Vancouver, UBC Centre for the Study of Democratic Institutions, September 2020, p. 49.

115 *Ibidem*, p. 50.

116 Corteel, M., *Le hasard et le pathologique*, Paris, Presses de Sciences Po, 2020.

## *3.4. Un indispensable hommage*

Dans le cadre de cette mémoire à construire pour créer un lien social nouveau et pour se préparer à la prochaine crise, nous pensons qu'il est nécessaire de rendre un hommage aux victimes de la Covid, par exemple par la création d'une Journée Covid.

Au nom de notre sécurité sanitaire, nous avons interdit les rites funéraires les plus fondamentaux[117]. Nous avons de ce fait contracté une dette à l'égard des familles endeuillées durant cette période.

Un hommage officiel permettrait d'humaniser les événements. À côté du caractère cathartique, qu'il faudra examiner dans sa dimension psychologique, notre proposition vise également à honorer les disparus, à exprimer les remerciements et les regrets et à construire le futur.

Honorer les disparus en les extirpant du froid anonymat des statistiques et en reconnaissant qu'ils ont participé, bien malgré eux, à un combat. Les victimes ont légué à la science des données sur la maladie. En combinant ces informations, médecins et chercheurs peuvent aujourd'hui mieux accueillir les patients. Ainsi, vivants et morts, scientifiques et citoyens, peuvent être unis dans une quête commune. L'hommage pourrait également s'étendre à celles et ceux qui ont accepté de tester les vaccins. Voire même inclure les animaux qui ont été utilisés dans les laboratoires et dont certains sont morts.

Pouvoir exprimer publiquement ses remerciements pour le travail accompli par celles et ceux qui ont combattu la maladie ou qui ont continué à assurer le bien-être de la population, parfois au péril de leur propre vie.

Un hommage permettrait aussi de construire le futur en transmettant le souvenir aux générations futures. Dans ce souvenir, il conviendrait d'associer les gestes barrières. Tout comme les hommages aux Combattants des Guerres mondiales, et les autres récits, ont porté dans la mémoire collective l'efficacité des masques anti-gaz ou des abris contre les bombardements.

---

117 Voir chapitre 2.

## 4. Conclusion

Lors de la crise de la Covid, les sciences et les communications ont été mises sous contraintes. À plusieurs reprises, elles se sont retrouvées dans des positions affaiblies qui ne leur permettaient plus de transmettre efficacement le « savoir officiel ».

Nous avons décrit ces nombreuses faiblesses venues principalement de divisions entre les sciences, de niveaux de langages inadéquats, qui génèrent une absence de consolidation du « savoir officiel » et d'efficacité de l'usage du « bicanal ».

Toutefois, des solutions se dessinent et permettent d'entrevoir de l'espoir pour préparer les pandémies futures. La création d'une science spécifique est l'une de ces pistes. Il faudra qu'elle redéfinisse ses liens avec la société civile et avec la politique, peut-être en révisant son penchant positiviste et en intégrant en son sein d'autres discours explicatifs du monde. Au moins en offrant aux décideurs des propositions scientifiques unifiées, en offrant à chaque discipline l'accès au comité scientifique.

La communication doit se réinventer. Nous avons vu qu'il nous semblait essentiel qu'elle tienne compte des niveaux sémantique et linguistique, et qu'elle construise peu à peu un « récit Covid » unificateur et démocratique. Ce récit doit se construire dès aujourd'hui en ancrant dans notre mémoire collective les sacrifices des malades, des morts et de leurs familles, mais aussi des soignants et de tous ceux qui ont subi cette crise comme un traumatisme. Le souvenir doit s'inscrire dans les futurs cours scolaires, lors de journées commémoratives ou d'autres actions de ce genre. De la sorte, si une crise de ce genre devait ressurgir, la population pourrait être mobilisée rapidement, voire immédiatement, et le « savoir officiel » trouverait presque naturellement son chemin vers l'« élan transformateur ».

Il est 6 heures du matin, le ciel d'été est déjà bleu. Tantôt il fera peut-être trop chaud, mais à présent, dans la fraîcheur vivifiante, c'est la promesse d'une belle journée qui embellit les hommes et les femmes qui se lèvent. La nuit a été courte, les fêtes ont été longues et copieusement arrosées. On a bu. On a ri. On a dansé. On s'est aimés. Et puis on a pris la route.

Il est 6 h 10. Le policier en a vu d'autres. Mais il n'a pas envie de frapper à cette porte. Il n'a pas envie de voir la maman et le papa de la jeune Élisa. Il ne connaît pas Élisa. La première fois qu'il l'a vue, c'était il y a trois heures, sur le bitume, devant une voiture disloquée. Le policier n'a pas envie de frapper à cette porte. Bien qu'il n'y soit pour rien, il va briser des vies, ici, dans quelques instants. Alors, il hésite, il cherche ses mots. Il cherche sa voix. Il cherche le ton sur lequel il pourra tenter de partager un peu d'humanité en n'ajoutant pas de la peine au drame, par des mots déplacés. En espérant, au contraire, pouvoir adoucir, un peu, le choc de l'annonce.

Aujourd'hui, cette pénible mission est presque systématiquement prise en charge par la section d'assistance psychologique. Et cela semble ressenti comme une amélioration par tout le secteur. Alors, pourquoi un soin identique n'est-il pas apporté lorsqu'une autorité annonce l'existence d'une épidémie mortelle ? L'organisme qui gère la santé publique pouvait-il ignorer l'impact psychologique de l'annonce ?

Nous avons utilisé l'analogie d'un médecin annonçant une pathologie grave à un patient pour montrer toute la difficulté de transmettre ce diagnostic avec efficacité. Le médecin peut profiter de l'existence d'un colloque singulier, tout comme le policier peut tenir compte de la situation, pour adapter l'annonce de la mauvaise nouvelle. Mais comment le Gouvernement pourrait-il recréer les conditions de cet échange interpersonnel ?

Il ne semble pas avoir tenu compte de cet aspect. La communication qui s'est mise en place s'est orientée, dès le début de l'épidémie, vers un autre objectif qui peut sembler légitime : faire adopter des mesures sanitaires, ce que nous avons appelé le « savoir officiel ». L'ensemble de la population doit s'y conformer pour assurer sa propre sécurité sanitaire. Adopter ces mesures, c'est ce que nous avons appelé l'« élan transformateur », en référence au patient qui doit croire le diagnostic pour pouvoir l'implémenter dans son comportement.

## *La science*

Le « savoir officiel » est un alliage provisoire et imparfait, mais il est la réponse apportée par le Gouvernement et par la science. Il est donc légitime de vouloir le transmettre dans le cadre limité de la pandémie. Cette légitimité n'épuise pas les questionnements nés avec le virus. Les questions posées et les réponses fournies, parfois contradictoires entre experts y compris d'une même discipline, font vaciller l'agencement actuel des sciences officielles. Simultanément, d'autres discours grandissent sur les réseaux sociaux et tentent de trouver un chemin pour accéder aux médias.

Dans les premiers temps de la crise, quelques disciplines seulement sont mobilisées pour faire face, dans l'urgence, à la problématique. Épidémiologie et virologie offrent une réponse officielle qui coïncide aux standards exigés par l'OMS et donc à l'état de la science. Mais rapidement, dans la population, d'autres préoccupations vont surgir. D'abord, les experts se montrent divisés sur les plateaux de télévision, ce qui peut surprendre le citoyen, surtout lorsque sa santé, ou celle de ses proches, est au cœur d'un débat aussi peu rassurant. Ensuite, et c'est sans doute plus grave, parce que les conséquences des mesures semblent ne pas faire l'objet d'une réelle attention politico-scientifique. Les conséquences psychologiques du confinement, en particulier, ne vont apparaître que tardivement dans le « savoir officiel ». Pourquoi faut-il prendre soin de soi et des autres en portant un masque ? Et pas en se souciant de sa santé mentale et de celle du voisin ?

Y a-t-il eu pour autant un hold-up perpétré par certaines disciplines scientifiques sur les autres, avec le consentement du Gouvernement ? Nous pensons plutôt que le caractère polymorphe de la situation n'a pas été suffisamment anticipé et que donc des compétences scientifiques manquaient dans l'établissement du consensus.

Dans cet ouvrage, nous avons présenté les inconvénients générés par un processus bien plus long et qui conduit à une confusion épistémique. Au cours des dernières décennies, la science contemporaine s'est construite en renforçant sans cesse ses caractères déterministe, réductionniste et positiviste. D'innombrables modèles explicatifs ont ainsi été testés et/ou répudiés. La science a aussi voulu s'ériger en détentrice de la vérité la plus valide. Certes, elle ne prétend pas à la Vérité absolue, mais bien à une description de la réalité, de ses causes et de ses conséquences qui est supérieure à toutes les autres. Mais, et il est essentiel que chacun s'en souvienne, cette attitude intellectuelle se cantonne au champ de recherche. La parole de l'expert s'arrête aux portes de ses compétences et l'expert n'est pas tenu de limiter sa vision du monde à une extension de sa discipline. Il est libre de développer en dehors de son laboratoire ses propres convictions. Se rappeler de cela devrait permettre d'éviter des commentaires hasardeux aux uns et des procès d'intention aux autres.

Lors de cette crise, la science a été chauffée à blanc et exposée publiquement comme elle ne l'avait peut-être jamais été. La déconnexion entre d'une part la conceptualisation de la réalité dérivée d'outils statistiques et d'autre part le ressenti de la population s'est aggravée. Ce fossé grandissant a été exploité par les tenants d'autres systèmes explicatifs trop heureux de trouver là une tribune pour faire valoir leurs modèles.

De la sorte, les querelles entre experts, les présupposés épistémologiques intrinsèques aux sciences et les incompréhensions entre sachants et quidams ont généré une confusion épistémique dont la science est la plus grande victime.

Certes, les historiens et les philosophes des sciences ont montré durant le XXe siècle, et en particulier durant ses dernières décennies, les biais constitutifs des sciences et leurs errements. Mais la démarche scientifique reste la colonne vertébrale de notre accès commun et démocratique au réel. Sa méthode rationnelle garantit non seulement des résultats probants, mais également une neutralité idéologique essentielle dans un État moderne.

La science va vraisemblablement analyser et évaluer le déroulement des faits. Une partie de cette nouvelle connaissance servira à renforcer la qualité de l'approche théorique. La pratique décisionnelle sera, elle aussi, impactée. Nous avons montré pourquoi il serait souhaitable que ce soit en redessinant le cadre conceptuel, par exemple en convoquant les disciplines nécessaires à l'étude de l'épidémie et toutes celles nécessaires à la gestion des mesures et des conséquences de celles-ci.

Cette facette de la science qui est axée sur la décision peut-elle aller au-delà et inviter à la table du consensus des disciplines, non scientifiques, pour mieux appréhender la complexité du monde ? Peut-on imaginer, comme le propose la science post-normale, une commission regroupant scientifiques et non-scientifiques ? Si on prend la consigne de se laver les mains, par exemple, on constate qu'elle est présente dans les religions aussi. Obtenir un consensus sur cette mesure particulière ne devrait donc pas être impossible. Par contre, le port du masque pourrait susciter des débats houleux. Une telle méthodologie, qui convoquerait la société civile avec le statut de pair nous permettrait-elle de mieux nous approcher du réel ou, au contraire, nous plongerait-elle définitivement dans la confusion épistémique ? C'est une question qui vaut la peine d'être étudiée non seulement pour l'avenir de la science, mais également pour faire face aux prochains défis sociétaux. Si ce consensus élargi peut sembler tentant, il faudra aussi tenir compte de sa faiblesse démocratique. Quelle serait la place laissée au Gouvernement face à une expertise scientifique élargie qui intègre déjà la pondération décisionnelle ? Ce type d'approche pourrait-il encore se revendiquer de l'objectivité rationnelle ?

Le passage s'opère ici entre la science et l'action et conduit donc vers le champ éthique. Nous avons volontairement choisi dans cet ouvrage, et on pourra le lui reprocher, de considérer que le « savoir officiel » nous dispensait de l'analyse éthique. D'une part parce que sa racine scientifique lui assure l'accès à meilleure connaissance actuellement disponible et d'autre part parce que sa racine politique, fondée sur la démocratie, lui donne le crédit sociétal.

### *La communication*

Le message étant ainsi validé, l'autre volet que nous avons abordé est celui de la communication. Nous avons vu que le « savoir officiel » était transmis par le « bimédia », composé de la presse traditionnelle et des réseaux sociaux. Ce

« bimédia » génère intrinsèquement un bruit de fond, car ses deux parties ne se complètent pas mais, au contraire, entrent en conflit sur le *marché de l'attention*. Il sera donc agité sans cesse par des informations énoncées par l'un et réexaminées par l'autre.

Dans les réseaux sociaux, l'absence de régulateur va permettre le développement de propos invraisemblables. Le faux étant produit plus vite que le vrai, il circule aussi plus vite, telle la rumeur face à la vérité. De plus, les algorithmes contraignent les utilisateurs à se retrouver peu à peu au milieu d'une bulle dans laquelle tout le monde pense de la même façon. Les théories complotistes peuvent ainsi proliférer. Cette situation est devenue si problématique que certains réseaux ont installé des systèmes de censure, ce qui a bien entendu renforcé l'idée qu'un complot régulait la liberté de penser et de communiquer.

Du côté de la presse traditionnelle, ce rôle de gardien (*gatekeeper*) est classiquement tenu par le journaliste dont la mission est d'établir une certaine vérité. En contexte de crise sanitaire, a-t-il encore la possibilité de fermer la porte à des informations officielles et présentées comme vitales, comme l'est le « savoir officiel » ? Cette question met en péril l'objectivité de la presse et l'affaiblit sur l'une de ses caractéristiques essentielles.

Ce bruit de fond dans les deux parties du bimédia porte préjudice à la transmission du « savoir officiel ». Or cette dernière passe immanquablement par le « bimédia », car le public y est accroché et vient s'y abreuver jour et nuit.

La stratégie de communication s'inscrit dans trois disciplines spécifiques : la communication de crise, la communication publique et la communication engageante.

La première, qui est immédiatement mobilisée, transmet certes le « savoir officiel » mais dans un objectif clair : préserver l'émetteur. C'est un point de friction aussi bien avec la presse objective qu'avez les réseaux sociaux, car le bimédia n'est pas à la solde du Gouvernement. Deuxième pierre d'achoppement : la communication de crise s'opère dans l'urgence et cette temporalité ne correspond pas à celle de l'acceptation d'un changement de comportement par le récepteur. Il y a peu de chance que l'« élan transformateur » surgisse grâce à cette communication.

Deuxième pilier de l'édifice, la communication publique fonctionne sur le principe général de la neutralité, car elle est une servante de l'État moderne. Elle constitue un pare-feu contre la propagande politique des responsables au pouvoir, elle ne cherche pas prioritairement à préserver l'émetteur. Nous pensons toutefois que, même si elle est politiquement neutre, elle s'inscrit dans une orientation épistémologique : le « savoir officiel » résulte d'une construction intellectuelle, parmi d'autres systèmes explicatifs du monde, parfois eux-mêmes rationnels. En ce sens, elle n'est pas neutre.

Ces deux premières communications représentent donc un danger pour une communication réellement citoyenne.

La communication engageante a, elle, pour objectif de susciter un changement de la part du citoyen qui sera ici considéré comme un acteur. C'est-à-dire qu'il doit être encouragé, sans infantilisation, à l'acceptation du « savoir officiel ». Nous pensons que l'objectif ne devrait pas être uniquement sociétal, c'est-à-dire que les mesures ne devraient pas être prises uniquement pour protéger la société, mais aussi pour favoriser la résilience des citoyens eux-mêmes, individuellement. Pour cela, il faut que la communication soit empathique et se déroule sur le long terme.

Cette communication devra s'allier à l'éducation pour permettre aux citoyens de comprendre les mesures, mais surtout le raisonnement qui conduit à leur adoption. Autrement dit, il est essentiel d'enseigner les probabilités et l'histoire des épidémies et de donner l'accès à l'information en la centralisant sur une agora ouverte. Nous devons tous aussi être formés à la reconnaissance des biais cognitifs qui perturbent notre compréhension et nous rendent vulnérables aux prédateurs en tous genres.

De nouvelles pandémies ou d'autres menaces à grande échelle pourraient survenir, comme le réchauffement climatique. Quelles leçons faut-il tirer pour les aborder avec plus de sérénité ?

## *Environnement conceptuel et environnement culturel*

Nous pensons que l'absence d'un récit commun constitue une faiblesse pour la transmission du « savoir officiel ». Mais peut-on pour autant souhaiter la réapparition d'un tel récit ? Ne serait-ce pas nager à contre-courant de la modernité ?

Peut-on imaginer un tel récit qui porterait le « savoir officiel », faciliterait l'engagement et la résilience tout en évitant les écueils des religions et des complotismes ? Un récit qui serait donc neutre, inclusif et rationnel ?

Nous avons proposé quelques pistes, notamment en espérant une approche scientifique élargie qui regrouperait des experts de l'étude des caractéristiques du virus, des mesures pour le gérer et des conséquences de ces mesures. Une vision multidisciplinaire qui tiendrait donc compte des humains, non plus comme des réservoirs à virus, mais bien comme des acteurs de leur vie. Cette science pourrait alors fournir des propositions plus supportables. Et, même si les consignes étaient similaires, elles seraient portées par un environnement conceptuel plus proche du public réel.

Pour que cet environnement conceptuel puisse être intégré rapidement, nous pensons qu'il doit être présenté à tous dès le plus jeune âge. Ce serait le cas par exemple d'un discours explicatif enseigné dès l'école : l'histoire des épidémies et le rôle des probabilités. Les historiens seraient mobilisés pour dresser le bilan de cette pandémie en adoptant leur méthode critique, au-delà donc des articles et reportages de la presse et des réseaux sociaux. Un discours scientifique qui se compléterait par une journée officielle de souvenir, et pourquoi pas un jour férié, pour commémorer et pour préparer l'avenir.

L'État pourrait également promouvoir des films qui rendraient hommage à tous ceux qui ont souffert et qui mettraient en évidence ceux qui ont œuvré pour le bien commun.

La frontière serait alors étroite avec la fabrication d'un nouveau récit. Et il pourrait être tentant de vouloir fédérer la population autour d'un mythe fondateur. La philosophie du XXe siècle nous a mis en garde contre les dérives de tels récits. Certes le récit Covid disposerait d'une origine humaine définie et clairement... non révélée par un dieu. Certes, il ne pourrait pas être rangé dans la religion ni dans le complotisme. Pourtant, il serait immanquablement confronté au pluralisme de nos sociétés et il ne pourrait donc pas fédérer l'ensemble des citoyens. Il convient donc d'éviter cet écueil philosophique.

Mais cette impasse conceptuelle peut servir de base pour construire un nouveau type de communication. Car la force de cette dernière est de pouvoir agir sur des publics-cibles. Et dans ce contexte pragmatique, construire un environnement culturel pluraliste prend tout son sens. Les cours, les hommages, les films... formeraient alors une mine symbolique dans laquelle les communicateurs pourraient venir s'alimenter au moment de la crise.

Les technologies de transmission devraient être clairement balisées et expliquées. Ces explications incluraient le dévoilement des biais cognitifs exploités. Et si le projet recourt aux nudges, alors ces derniers devraient être contrôlés et approuvés par le Parlement, quitte à ce que cette décision se prenne à huis clos. En effet, certains nudges ne fonctionnent que s'ils sont gardés secrets.

### *Apaisement*

Ce nouvel environnement culturel, car il sera bâti en commun sur la base d'un traumatisme partagé, pourrait fédérer la population à affronter plus sereinement les crises suivantes. Pour autant, il ne sera pas un carcan dogmatique. Nous pensons que le citoyen est prêt à construire des mythes individuels mais à portée collective. À l'image de ces concerts géants dans lesquels tant de spectateurs sont présents pour partager une aventure à la fois solitaire et commune. Une approche qui s'intensifie peut-être encore avec des concerts virtuels ou des jeux en ligne : l'individu se construit dans une communauté qui partage un environnement à la fois imaginaire et créateur de lien.

La constitution d'un environnement conceptuel élargi et la communication autour de cet environnement culturel nouveau nous semblent constituer une réponse opérationnelle et sociétale au questionnement qui a sous-tendu cet ouvrage : comment, sans la traumatiser par l'annonce, faire comprendre une très mauvaise nouvelle à la population et lui imposer des changements de comportement ? Une question qui se pose pour la Covid et, dans des termes similaires, pour la problématique environnementale.

# Remerciements

J'ai pu compter sur l'aide de nombreuses personnes pour rédiger cet essai. J'aimerais pouvoir les remercier toutes. Je souhaite adresser des remerciements particuliers à Mesdames et Messieurs,

Jean-Marc Aldric

Audrey Brose

Alain de Broca

Xavier Dehaibe

Bernard Feltz

Caroline Hennart

Jacques Moisse

Maurice Vandeweyer

# Hommage

La Covid n'a pas épargné notre famille, j'aimerais ici rendre hommage à Mmes Maggy Delongueville (1945-2020) et Berthe Rolain (1934-2020), disparues sans que nous puissions leur dire adieu dignement. Qu'elles reposent en paix.

# Bibliographie

## Textes de référence

*Code de déontologie journalistique*, 2e édition, Bruxelles, Conseil de déontologie journalistique, 2017.

*Faire face à la crise, guide pratique pour communiquer en cas de crise*, Bruxelles, SPF Chancellerie du Premier ministre, coll. « COMM », n° 7, 2016, https://fedweb.belgium.be/fr/publications/cc07_prevoir_gerer_communication_de_crise.

*Convention européenne des droits de l'homme*, Conseil de l'Europe, 1950, https://www.coe.int/fr/web/human-rights-convention/expression.

*La littérature à l'ère de l'information*, Rapport final de l'enquête internationale sur la littérature des adultes, Paris, Éditions de l'OCDE, 2000, http://www.oecd.org/fr/education/innovation-education/39438013.pdf.

*Dictionnaire d'histoire et philosophie des sciences*, sous la dir. de Dominique Lecourt, Paris, PUF, 2006.

## Livres

Bronner, G., *Apocalypse cognitive*, Paris, PUF, 2021.

Bronner, G., *L'empire des croyances*, Paris, PUF, coll. « Quadrige », 2018.

Corteel, M., *Le hasard et le pathologique*, Paris, Presses de Sciences Po, 2020.

Crubezy, É., *Aux origines des rites funéraires – voir, cacher, sacraliser*, Paris, Odile Jacob, 2019.

Descartes, R., *Discours de la méthode*, Paris, Garnier Flammarion, 1966.

Descartes, R., *Médiations métaphysiques*, trad. M. et J.-M. Beyssade, Paris, Garnier-Flammarion, 1992.

Eliade, M., *Le sacré et le profane*, Paris, Gallimard, coll. « Folio Essais », 1957.

Feltz, B., *La science et le vivant : introduction à la philosophie des sciences de la vie*, Bruxelles, De Boeck, coll. « Sciences Éthiques Sociétés », 2013.

Hermesse, J., Laugrand, F., Laurent, P.-J., Mazzocchetti, J., Servais, O., Vuillemenot, A.-M., *Masquer le monde : pensées d'anthropologues sur la pandémie*, Louvain-la-Neuve, Academia, 2020.

Klein, É., *Je ne suis pas médecin, mais je...*, Paris, Gallimard, coll. « Tracts de crise », n° 25, 31 mars 2020.

Lecourt, D., *La philosophie des sciences*, Paris, PUF, coll. « Que sais-je ? », 2001 (7e édition 2020).

Leibniz, *Essais de théodicée*, Paris, Alcan, 1900, t. 2.

Libaert, T., *La communication de crise*, 5e édition, Malakoff, Dunod, coll. « Les topos », 2020.

Nietzsche, *Humain, trop humain I*, trad. P. Wotling, Paris, GF Flammarion, 2019.

Nizan, P., *Les chiens de garde*, Paris, Agone, coll. « Élements », 2012.

Nouvel, P., *Philosophie des sciences*, Paris, PUF, coll. « Licence », 2011.

Patino, B., *La civilisation du poisson rouge : petit traité sur le marché de l'attention*, Paris, Grasset, 2019.

Stiegler, B., *De la démocratie en pandémie : santé, recherche, éducation*, Paris, Gallimard, coll. « Tracts », n° 23, janvier 2021.

# Articles scientifiques

« La littératie en santé des populations à l'épreuve de la Covid-19 : le défi de l'évaluation de l'information », *Éducation Santé*, n° 367, juin 2020.

Agamben, G., « Un réel besoin d'états de panique collective », in Dossier « Les philosophes face à l'épidémie », *Philosophie Magazine*, n° 138, avril 2020.

Agamben, G., « Qu'est donc une société qui ne reconnaît pas d'autre valeur que la survie ? », *L'Obs*, 27 avril 2020, https://www.nouvelobs.com/idees/20200427.OBS28058/giorgio-agamben-qu-est-donc-une-societe-qui-ne-reconnait-pas-d-autre-valeur-que-la-survie.html, consulté le 15 janvier 2021.

Amato, S., Bernard, F., « Adhésion, observance et compliance : apports info-communicationnels », in M. Rinn, W. Sherlaw (dir.), *Santé publique et communication*, Paris, L'Harmattan, coll. « Médiation et Information », 2018.

Anaut, M., « Le concept de résilience et ses applications cliniques », *Recherche en soins infirmiers*, vol. 82, n° 3, 2005, pp. 4-11.

Berinato, S., « That Discomfort you're feeling is grief », *Harvard Business Review*, 23 mars 2020, traduit par et publié sur le site *missphilomene* : https://missphilomene.com/2020/03/28/cet-inconfort-que-lon-ressent-cest-le-deuil/?fbclid=IwAR222G8LfNtJM-jGRFSodjcdMr_xuk7LO9uV7zCgDnADHlTGGsC2zOq41hA.

De Broca, A., « Tension entre le savoir et le croire d'une personne face à l'annonce de la maladie », *Éthique & Santé*, 2004, n° 1, pp. 42-44.

Cascales, T., Baruteau, J., « Deuil de la maladie, une identité qui vacille », *Cliniques*, n° 4, 2012/2, pp. 30-47. doi:10.3917/clini.004.0030. URL : https://www.cairn.info/revue-cliniques-2012-2-page-30.htm.

Fontanet, A., « L'épidémiologie ou la science de l'estimation du risque en santé publique », leçon inaugurale prononcée au Collège de France le 31 janvier 2019.

Girel, M., « Mirowski, les "fake news" et l'agnotologie », *Zilsel*, n° 3, 2018/1.

Jas, N., « Agnotologie », in *Dictionnaire critique de l'expertise*, Paris, Presses de Sciences Po, coll. « Références », 2015.

Lamy, J., « Penser les rapports entre sciences et politique : enjeux historiographiques récents », *Cahiers d'histoire. Revue d'histoire critique*, n° 102, 2007, pp. 9-32.

Pernot, C., « Henri Bergson », in *Encyclopaedia Universalis*, Paris, Albin Michel, 1998.

Rinn, M., Sherlaw, W., « Santé publique & communication », in M. Rinn, W. Sherlaw (dir.), *Santé publique et communication*, Paris, L'Harmattan, coll. « Médiation et Information », 2018, pp. 44-45.

Thaler, R., Sunstein, C., *Nudge : comment inspirer la bonne décision*, traduit de l'américain par M.-F. Pavillet, Paris, Vuibert, mars 2010.

Tworek, H., Beacock, I., Ojo, E., « Democratic Health Communications during Covid-19: A Rapid Response », Vancouver, UBC Centre for the Study of Democratic Institutions, September 2020.

Woessner, G., « Emmanuel Macron et le pouvoir du "nudge" », *Le Point*, 8 juin 2020, https://www.lepoint.fr/politique/emmanuel-macron-et-le-pouvoir-du-nudge-04-06-2020-2378505_20.php.

Zizek, S., « Dans l'ordre supérieur des choses, nous sommes une espèce qui ne compte pas », Dossier « Les philosophes face à l'épidémie », *Philosophie Magazine*, n° 138, avril 2020.

## Articles de la presse généraliste

« Conférence de presse du centre de crise : "triste nouvelle" et appel à la précaution face à des comportements qui semblent anodins », *L'Avenir*, 24 juillet 2020, https://www.lavenir.net/cnt/dmf20200724_01493638/nouveau-bilan-en-belgique-suivez-la-conference-de-presse-en-direct-video.

« Le Papa de la fillette de 3 ans décédée : "ce n'est pas le coronavirus qui l'a tuée, il l'a accompagnée", *L'Avenir*, 25 juillet 2020, https://www.lavenir.net/cnt/dmf20200725_01493950/le-papa-de-la-fillette-de-3-ans-decedee-ce-n-est-pas-le-coronavirus-qui-l-a-tuee-il-l-a-accompagnee.

« "Il est minuit moins une" : face à l'urgence, Marius Gilbert lance un appel à l'aide aux influenceurs pour faire passer le message et "sauver des vies" », RTBF, 23 octobre 2020, https://www.rtbf.be/info/societe/detail_il-est-minuit-moins-une-facea-l-urgence-marius-gilbert-lance-un-appel-a-l-aide-aux-influenceurs-pour-faire-passer-le-message-et-sauver-des-vies?id=10615660.

« Sciences, politique et incertitude », Carte blanche du 27 juin 2020, *Le Soir* – Par Feltz Bernard (professeur émérite, UCLouvain, philosophie des sciences), Vanhaeverbeek Michel (médecine interne, CHU Charleroi, chargé de cours émérite en médecine interne, ULB, maître de conférences émérite en épidémiologie et statistique médicale, UMons), Lelubre Christophe (médecine interne, CHU Charleroi, chargé de cours en statistique médicale, UMons), Rezsohazy René (professeur, UCLouvain, biologie moléculaire), Sartenaer Olivier (boursier Wernaers-FNRS, ULB, philosophie des sciences), Vanhamme Luc (directeur de recherches, FNRS, chargé de cours, ULB, biologie moléculaire), Van Meerhaeghe Alain (chargé de cours en épidémiologie, UMons et pneumologue, CHU Charleroi), Zouaoui Boudjeltia Karim (biophysique, laboratoire de médecine expérimentale, ULB).

Agamben, G., « L'invenzione di un'epidemia », *Quodlibet*, 26 février 2020, https://www.quodlibet.it/giorgio-agamben-l-invenzione-di-un-epidemia (consulté le 20 janvier 2021).

Agamben, G., « Qu'est-ce donc une société qui ne reconnaît pas d'autre valeur que la survie ? », *L'Obs*, 27 avril 2020, https://www.nouvelobs.com/idees/20200427.OBS28058/giorgio-agamben-qu-est-donc-une-societe-qui-ne-reconnait-pas-d-autre-valeur-que-la-survie.html.

Alavoine, L., « Coronavirus : "cluster", "tracking"... L'anglais s'est-il imposé dans la langue pendant la crise ? », *La Croix*, 19 août 2020, https://www.la-croix.com/Culture/Coronavirus-cluster-tracking-Langlais-sest-impose-langue-crise-2020-08-19-1201109849.

Counasse, X., « Marius Gilbert au *Soir* : "on a laissé les maisons de repos livrées à elles-mêmes face à l'épidémie" », *Le Soir*, 18 avril 2020, https://plus.lesoir.be/295339/article/2020-04-18/marius-gilbert-au-soir-laisse-les-maisons-de-repos-livrees-elles-memes-face.

De Norre, H., « La plus longue manifestation de l'histoire pour le climat », *L'Écho*, 30 novembre 2020, https://www.lecho.be/dossier/climat/la-plus-longue-manifestation-de-l-histoire-pour-le-climat/10268513.html (consulté le 20 janvier 2021).

Develey, A., Conrut, C., « "Distanciation physique" ou "distanciation sociale" : quelle formule adopter ? », *Le Figaro*,

29 avril 2020, https://www.lefigaro.fr/actualite-france/distanciation-physique-ou-distanciation-sociale-quelle-formule-adopter-20200429.

Lambert, B., « Maggie De Block sur le coronavirus : “la Belgique est prête” », *Business AM*, 25 février 2020, https://fr.businessam.be/maggie-de-block-sur-le-coronavirus-la-belgique-est-prete/.

Montay, J., Am., C., « Suite aux plaintes des scientifiques, Sciensano a fournir un accès ouvert à ses données épidémiologiques », RTBF, 24 mars 2020, « https://www.rtbf.be/info/belgique/detail_quand-le-federal-refuse-d-ouvrir-les-donnees-sur-l-epidemie-de-coronavirus-un-probleme-majeur-qui-retarde-les-scientifiques?id=10466339.

West, W., « Quand la démocratie rencontre l'efficacité : communiquer pour mettre fin à la pandémie – trois questions à Heidi Tworek », Interview, 13 novembre 2020, Institut Montaigne, https://www.institutmontaigne.org/blog/quand-la-democratie-rencontre-lefficacite-communiquer-pour-mettre-fin-la-pandemie?fbclid=IwAR0V5p3kA7wMgoiLz3fJWls_q3EXnSbSE5wChm1LZt1sGvBqtjV0Swo FFLw.

## Séminaire

*Du comportement des experts scientifiques en temps de crise*, Académie de Belgique, 25 novembre 2020.

## Sites Internet

https://www.academieroyale.be/fr/l-academie-royale-statuts-rapports-annuels-statuts-organiques/ (consulté le 28 décembre 2020).

https://www.academieroyale.be/fr/declarations-detail/messages/covid-19-academie-royale-medecine-belgique-armb-academie-royale-belgique-arb-reaffirment-importance-leur-mission-avis.-elles-inquietent-decisions-inspirees-par-isciensanoi/ (consulté le 28 décembre 2020).

http://www.senat.fr/rap/r11-286-1/r11-286-1_mono.html#toc184 (consulté le 15 janvier 2021).

https://www.sciensano.be/fr/a-propos-de-sciensano/situation-durgence-et-intervention (consulté le 18 janvier 2021).

https://fedweb.belgium.be/fr/publications/cc23_gerer_les_relations_avec_la_presse (consulté le 5 janvier 2021).

https://www.btb.termiumplus.gc.ca/publications/covid19-fra.html (consulté le 21 janvier 2021).

http://www.lecdj.be/telechargements/Code-deonto-MAJ-2017-avec-cover.pdf (consulté 28 janvier 2021).

*Avis n° 75 du 11 décembre 2020 relatif aux repères éthiques en vue du déploiement de la vaccination anti-COVID-19 au bénéfice de la population belge*, Comité Consultatif de Bioéthique, https://www.health.belgium.be/sites/default/files/uploads/fields/fpshealth_theme_file/avis_75_reperes_ethiques_vaccination_anti-covid-19_0.pdf.

## Vidéo et films

*Gérald Bronner – Apocalypse cognitive*, Librairie Mollat, https://www.youtube.com/watch?v=01BFFKqJNK4 (consulté le 18 février 2021).

Balbastre, G., Kergoat, Y., *Les nouveaux chiens de garde*, 2013, http://ekladata.com/phUA80g2sBYsyVN32lx9wvFlQYE/LNCDG-journal.pdf.

Cuvelier, F., Vasselin, P., *La fabrique de l'ignorance*, France, Arte, 2020, https://www.youtube.com/watch?v=6IGVqsnxCE0&t=3410s.

# Table des matières

www.ingramcontent.com/pod-product-compliance
Lightning Source LLC
LaVergne TN
LVHW051058051026
849532LV00004BB/1392